Mohini Deepesh Daultani

Fundamentos do laser em periodontia

Mohini Deepesh Daultani

Fundamentos do laser em periodontia

ScienciaScripts

Imprint
Any brand names and product names mentioned in this book are subject to trademark, brand or patent protection and are trademarks or registered trademarks of their respective holders. The use of brand names, product names, common names, trade names, product descriptions etc. even without a particular marking in this work is in no way to be construed to mean that such names may be regarded as unrestricted in respect of trademark and brand protection legislation and could thus be used by anyone.

Cover image: www.ingimage.com

This book is a translation from the original published under ISBN 978-3-659-83767-8.

Publisher:
Sciencia Scripts
is a trademark of
Dodo Books Indian Ocean Ltd. and OmniScriptum S.R.L publishing group

120 High Road, East Finchley, London, N2 9ED, United Kingdom
Str. Armeneasca 28/1, office 1, Chisinau MD-2012, Republic of Moldova, Europe
Printed at: see last page
ISBN: 978-620-8-32265-6

RECONHECIMENTO

"Sê a mudança que queres ver no mundo"

Mahatma Gandhi

Em primeiro lugar, gostaria de agradecer à minha família. Sem o seu amor e apoio ao longo dos anos, nada disto teria sido possível.

Estou extremamente grata ao meu marido*, Dr. Deepesh G Daultani*, pela sua motivação e apoio contínuos em todos os sectores da vida. Ele tem-me apoiado e encorajado constantemente em todos os momentos.

Quero exprimir a minha sincera gratidão ao ***Dr. Girish S Suragimath,*** ao ***Dr. Prashant Hatkar***, ao ***Dr. Amit Mahajan***, ao ***Dr. Dinesh Sharma*** e ao ***Dr. Siddhartha Varma***, meus orientadores e mentores, pelo seu encorajamento, sugestões valiosas e apoio inabalável durante a elaboração desta dissertação bibliográfica. Foi uma honra e um privilégio trabalhar sob a sua amável orientação.

Estou grato à ***Dra. Neelima Malik, pela*** sua ajuda e orientação ao longo dos anos, que é incomensurável. A sua orientação ajudou-me em todos os momentos da investigação e da escrita.

Sou abençoada por ter todos os meus sogros ***Gurdayal Daultani***, ***Meena Daultani***, ***Rishi*** e **Bharti Daultani**, ***Hiya Daultani*** pelo seu apoio e encorajamento desinteressados. Agradeço-lhes a confiança, os desejos e as orações.

Estou grata aos meus queridos pais **Hemant Lohana** e **Neeta Lohana** e aos meus irmãos ***Khushal*** e ***Tarun***, que me encorajaram e ajudaram em todas as fases da minha vida pessoal e académica e que desejaram ver este feito tornar-se realidade

Um agradecimento especial aos meus melhores amigos, ***Dr. Rufi, Dr. Prajakta, Deepika, Nidhi e Madhu***, pelo seu constante apoio, encorajamento e amor.

Acima de tudo, agradeço a ***Deus Todo-Poderoso*** por me ter abençoado.

-DR MOHINI D DAULTANI

Índice

CAPÍTULO 1

INTRODUÇÃO

A medicina dentária mudou tremendamente na última década, para benefício tanto do médico como do doente. Os materiais e tecnologias mais recentes melhoraram a eficiência e a previsibilidade do tratamento para os clínicos. Os procedimentos de tratamento mais recentes são conservadores, indolores, mais fiáveis e contribuem para melhores resultados estéticos. Uma tecnologia que tem vindo a ser cada vez mais utilizada na medicina dentária clínica é a do laser.

A palavra "Laser" é um acrónimo de "amplificação da luz por emissão estimulada de radiação".[1,2] O conceito de laser remonta a 1917 com a teoria da emissão estimulada de Einstein, mas só em 1960 é que foi criado o primeiro laser funcional por Theodore Maiman. Os lasers são utilizados numa grande variedade de aplicações, desde leitores de discos compactos até à cirurgia ocular a laser. A acupunctura por laser é especialmente eficaz para o tratamento de bebés, crianças pequenas e pessoas com medo de agulhas. Entre as aplicações laser mais significativas contam-se as do domínio da medicina dentária. Os recentes avanços na tecnologia laser e a investigação sobre o seu potencial prepararam o terreno para uma revolução na prática dentária. No entanto, só recentemente receberam atenção em ambientes clínicos dentários. Os lasers estão a ser reconhecidos pela sua capacidade de ablação dos tecidos duros com um mínimo de anestesia. [3]Reduzem a contagem de bactérias nas raízes dos dentes e até proporcionam hemostase durante a sua utilização.[1]

O laser pode ser aplicado a quase todas as situações clínicas, mas a sua eficácia em relação às técnicas convencionais em muitos casos é desconhecida, com exceção de relatos anedóticos.

Mais recentemente, os lasers têm sido promovidos como um complemento ou substituto do desbridamento mecânico padrão das superfícies radiculares subgengivais e das bolsas periodontais. A integração dos lasers dentários na prática clínica diária dos dentistas gerais está a ser defendida como um "impulsionador de receitas", oferecendo aos pacientes uma alternativa indolor ao tratamento cirúrgico da doença periodontal.[4]

A utilização de lasers em medicina dentária tem recebido recentemente muita atenção, tanto na prática clínica como na investigação; as suas propriedades únicas produzem resultados clínicos favoráveis em alguns casos e encorajam a aceitação por parte dos pacientes. Foram investigados vários tipos de lasers como adjuvantes da terapia periodontal; estes incluem o dióxido de carbono (CO2), o díodo, o neodímio:ítrio-alumínio-garnet (Nd:YAG) e o érbio:ítrio-alumínio-garnet (Er:YAG). No entanto, foram associados resultados adversos a cada tipo, incluindo danos térmicos nas superfícies radiculares, aumentos da temperatura pulpar e a produção de subprodutos tóxicos. O laser Er:YAG produziu os resultados mais promissores, uma vez que consegue efetuar uma ablação eficaz com o mínimo de efeitos adversos. É necessária mais investigação para determinar as definições e os métodos ideais para utilizar o laser de forma segura e eficaz na prática clínica.[1]

A medicina dentária entrou numa era empolgante de alta tecnologia, com os lasers a oferecerem ao dentista não só uma janela, mas também uma porta para esta área de alta tecnologia e recompensadora.

CAPÍTULO 2

HISTÓRIA DO LASER

O princípio do laser foi conhecido pela primeira vez em 1917, quando o físico Albert Einstein descreveu a teoria da emissão estimulada. No entanto, só no final da década de 1940 é que os engenheiros começaram a utilizar este princípio para fins práticos. No início da década de 1950, vários engenheiros estavam a trabalhar no sentido de aproveitar a energia utilizando o princípio da emissão estimulada.

Na Universidade de Columbia, Charles Townes, na Universidade de Maryland, Joseph Weber, e nos Laboratórios Lebedev, em Moscovo, Alexander Prokhorov e Nikolai G Basov trabalharam na criação do chamado ***"MASER"*** **(Microwave Amplification by the Stimulated Emission of Radiation)**, um dispositivo que amplificava as micro-ondas fazendo-as passar através de gás amoníaco.

Percebeu-se que apenas uma fração da energia incidente era convertida em energia do maser, sendo a maior emissão sob a forma de calor; a potência de saída dos primeiros masers era da ordem de alguns micro-watts, pelo que foram utilizados em sistemas de comunicação por micro-ondas.

Townes e os outros engenheiros acreditavam que era possível criar um maser ótico, um dispositivo para criar poderosos feixes de luz utilizando energia de frequência mais elevada para estimular o que viria a ser designado por meio de lasing. [th]Apesar do trabalho pioneiro de Townes e Prokhorov, foi Theodore Maiman que, a 16 de maio de 1960, inventou o primeiro laser nos Hughes Research Laboratories, na Califórnia, utilizando um meio de laser de rubi que era estimulado por flashes de luz intensa de alta energia.

O Prémio Nobel pelo desenvolvimento do laser foi atribuído a Townes, Basov e Prokhorov em 1964.[5]

O início da década de 1960 testemunhou o começo das investigações sobre o laser dentário, com atenção dedicada ao desenvolvimento dos parâmetros básicos do laser relacionados com os tecidos duros e moles dentários.

Muitos destes primeiros investigadores utilizaram o laser de rubi, uma vez que era o único material a ser utilizado rotineiramente como meio ativo no laser nessa altura. Com o tempo, outros comprimentos de onda de laser, como CO_2, Neodímio (Nd): YAG, árgon, hólon (Ho): YAG e Erbium (Er): YAG foram investigados.[5]

Em 1989, o trabalho experimental de Keller e Hibst utilizando um laser Erbium YAG (2.940nm) pulsado, demonstrou a sua eficácia no corte de esmalte, dentina e osso.

Este laser ficou disponível comercialmente no Reino Unido em 1995, logo seguido por um laser semelhante de Er, Cr:YSGG (erbium chromium : yttrium scandium gallium garnet) em

1997, o que constituiu um armamentário de laser que responderia às necessidades cirúrgicas da medicina dentária clínica em clínica geral.[6]

Historicamente, os primeiros lasers a serem comercializados para utilização intra-oral eram geralmente lasers de CO_2, autorizados pela FDA. Em maio de 1990, a FDA autorizou para cirurgia intra-oral de tecidos moles um laser Nd:YAG pulsado desenvolvido pela Myers and Myers, reconhecido como o primeiro laser concebido especificamente para medicina dentária geral, denominado dLase 300.

Outras novidades dignas de nota nas autorizações de comercialização de laser dentário da FDA são as seguintes:

- Cura de materiais compósitos (junho de 1991, HGM Medical Laser Systems, Salt Lake City, UT)

- Branqueamento dentário (dezembro de 1995, ILT Systems, Salt Lake City, UT)

- Desbridamento sulcular (março de 1997, American Dental Technologies, Southfield, MI)

- Remoção de cáries e preparação de cavidades (maio de 1997, Premier Laser Systems, Irvine, CA)

- Remoção de polpa coronária (agosto de 1998, Premier Laser Systems)

- Ablação selectiva de cáries de esmalte (maio de 1999, American Dental Tecnologias)[5]

O primeiro relato de exposição a laser num dente humano vital surgiu em 1965, quando *Leon Goldman*, médico, aplicou dois impulsos de laser de rubi no dente do seu irmão, *Bernard*, que era dentista. De acordo com o seu relatório (*Goldman et al.* 1965), o primeiro doente com laser dentário não sentiu qualquer dor. Ironicamente, o primeiro dentista a laser era um médico e o primeiro doente a laser era um dentista!!![7]

No entanto, a relação atual da medicina dentária com o laser tem origem num artigo publicado em 1985 por Myers e Myers que descrevia a remoção in vivo de cáries dentárias utilizando um laser oftálmico Nd:YAG modificado.

Durante as décadas de 1970 e 1980, a popularidade das terapias laser de baixa intensidade aumentou, principalmente na Europa e na Ásia e, com ela, o desenvolvimento do laser de díodo. Todos estes lasers têm um potencial de penetração profunda nos tecidos e são portáteis, fáceis de utilizar e relativamente baratos.[8]

Quatro anos mais tarde, foi sugerido que o laser Nd:YAG poderia ser utilizado na cirurgia dos tecidos moles orais, o que acabou por conduzir à atual relação entre os lasers e a periodontia clínica. O tema dos lasers em periodontia abrange atualmente um volume crescente e significativo de literatura publicada.

Em resumo:

1905: *Einstein* define a emissão fotoeléctrica por absorção.

1955: Conceito de MASER proposto por *Gordon et al.*

1958: *Schawlow e Townes* desenvolvem um Maser ótico

1960: *O Dr. Theodore Maiman* construiu o primeiro laser utilizando um cristal de rubi que
produziu um laser pulsado com um comprimento de onda fixo de 694 nm.

1962: *Bennett et al.* construíram o laser de árgon.

1964: *Patel et al.* do Bell Lab constroem o laser de CO_2.

O Prémio Nobel pelo desenvolvimento do laser foi atribuído a *Townes, Basov e Prokhorov*.

1965: *Kinersky et al.* relataram a possibilidade de remover o cálculo dentário com o laser de Rubi.

1974: O laser Er:YAG foi introduzido por *Zharikov et al.*

1975: A AYCO desenvolveu o Excimer Laser.

1985: *Pick* utilizou o laser para cirurgia periodontal.

1989: *Hibst e Keller* utilizaram o Excimer Laser.

Baso et al. introduziram o laser Ho:YAG.

1991: O laser de árgon foi aprovado pela FDA para cirurgia oral de tecidos moles.

Entretanto, *L. Esperance* foi o primeiro a comunicar a utilização clínica do laser de árgon em 1968 em oftalmologia. Em 1972, *Strong e Jaco* registaram a primeira utilização clínica do laser de CO_2 em otorrinolaringologia. *Keifhber et al.* documentaram a primeira utilização clínica do Nd: YAG em 1977 em cirurgias gastrointestinais.

CAPÍTULO 3

FÍSICA DE LASER

O princípio físico do laser foi desenvolvido a partir das teorias de Einstein no início do século XX e o primeiro dispositivo foi introduzido em 1960 por Maiman. Desde então, os lasers têm sido utilizados em muitas áreas diferentes da medicina e da cirurgia. A luz laser é um fotão de comprimento de onda único produzido pelo homem. O processo de lasing ocorre quando um átomo excitado é estimulado a emitir um fotão antes de o processo ocorrer espontaneamente.

As unidades básicas ou quanta de luz são designadas por fotões. De uma perspetiva, os fotões comportam-se como pequenas ondas semelhantes a impulsos de ondas sonoras. Um quantum de luz pode ser representado como uma onda electromagnética com um campo elétrico que oscila para cima e para baixo no plano da página e um campo magnético que se move para dentro e para fora da página.

Os quanta de energia electromagnética são classificados como raios cósmicos, raios gama, luz, micro-ondas ou ondas de rádio. A luz pode ser ultravioleta, visível (violeta, azul, verde, amarelo, laranja, vermelho) ou infravermelha. A propriedade física que determina esta classificação da energia electromagnética é o comprimento de onda, que é a distância que um fotão percorre enquanto o campo elétrico completa uma oscilação completa.

Os raios cósmicos têm comprimentos de onda extremamente curtos (10^{-12} m), enquanto as ondas de rádio têm comprimentos de onda muito longos (10^{3} m). Os comprimentos de onda inferiores a 300nm são designados por ionizantes. Este termo refere-se ao facto de a radiação de maior frequência (menor comprimento de onda) ter um grande momento fotónico, medido em electrões-volt por fotão. Com a tecnologia atual, a luz laser cobre a gama de cerca de 0,1 a 10μm.

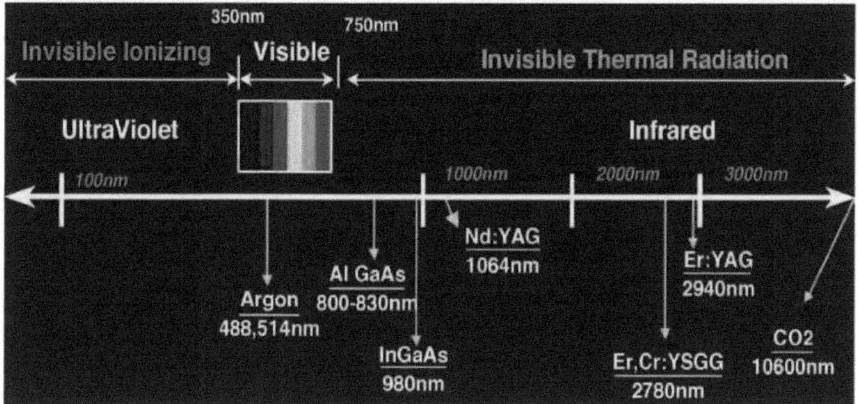

Figura 1: *Uma parte do espetro eletromagnético que mostra o comprimento de onda do laser dentário utilizado para tratamento.*

a) ABSORÇÃO E EMISSÃO DE LUZ

Quando a luz encontra a matéria, pode ser desviada (reflectida ou dispersa) ou absorvida. Se um fotão for absorvido, a sua energia não é destruída, mas sim utilizada para aumentar o nível de energia do átomo ou molécula absorvente. Esta ideia é fundamental tanto para a física do laser como para as interações laser-tecido.

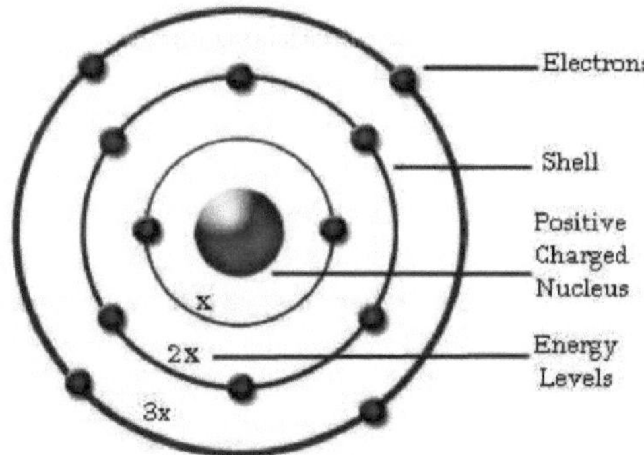

Figura 2: *Um átomo é constituído por um núcleo e por electrões em órbita*

Um átomo (Fig. 2) pode absorver um fotão, que deixa de existir, e um eletrão (e) no interior do átomo salta para um nível de energia superior (e*). Este átomo é assim bombeado para um estado excitado a partir do estado fundamental em repouso. No estado excitado, o átomo é instável e em breve decairá espontaneamente de volta ao estado fundamental, libertando a energia armazenada sob a forma de um fotão emitido. Este processo é designado por emissão espontânea.

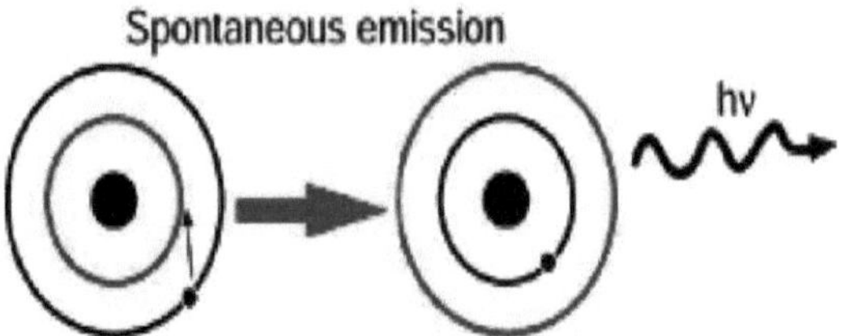

Figura 3: *Emissão espontânea*

O intervalo entre a absorção e a reemissão é geralmente muito curto e define o tempo de vida de fluorescência do átomo. A Fig. 3 mostra que o fotão emitido espontaneamente tem menos energia (um comprimento de onda maior) do que o fotão absorvido. A diferença de energia é normalmente transformada em calor.

Em qualquer átomo, apenas são permitidas determinadas órbitas (níveis de energia). Quando um fotão é absorvido, o átomo salta para um dos níveis de energia permitidos, o que significa que cada tipo de átomo ou molécula só pode absorver fotões com a energia (ou comprimento de onda) exacta. O resultado é que cada espécie de átomo ou molécula tem um espetro de absorção único.

b) **AMPLIFICAÇÃO DA LUZ POR ESTIMULAÇÃO**

EMISSÃO DE RADIAÇÕES :

O processo de lasing ocorre quando um átomo excitado pode ser estimulado a emitir um fotão antes de o processo ocorrer espontaneamente. Quando um fotão com a energia exacta (comprimento de onda) entra no campo eletromagnético de um átomo excitado, o fotão incidente desencadeia o decaimento do eletrão excitado para um estado de energia inferior. Este processo é acompanhado pela libertação da energia armazenada sob a forma de um segundo fotão. O primeiro fotão não é absorvido, mas continua a encontrar outro átomo excitado.

A emissão estimulada só pode ocorrer quando o fotão incidente tem exatamente a mesma energia que o fotão libertado. Assim, o resultado da emissão estimulada são dois fotões de comprimento de onda idêntico que viajam na mesma direção. A libertação do segundo fotão está ligada no tempo às oscilações do primeiro fotão, de modo que os dois fotões oscilam em conjunto e em fase. (Fig. 4)

Se um conjunto de átomos incluir mais fotões que são bombeados para o estado excitado do que os que permanecem no estado de repouso, existe uma inversão de população. Esta é uma condição necessária para a lasing. Ora, a emissão espontânea de um fotão por um átomo estimula a libertação de um segundo fotão num segundo átomo, e estes dois fotões desencadeiam a libertação de mais dois fotões; estes quatro produzem então oito, oito produzem dezasseis, e assim por diante. Num pequeno espaço à velocidade da luz, esta reação em cadeia de fotões produz um breve e intenso clarão de luz monocromática (mesmo comprimento de onda) e coerente (mesma fase).

Para conter e amplificar a reação em cadeia de fotões que resulta da emissão estimulada numa população de átomos excitados, é necessário colocar esta reação no interior de uma cavidade ótica. Uma cavidade ótica é constituída por dois espelhos paralelos colocados de cada lado do meio laser. Nesta configuração, os fotões ressaltam dos espelhos e voltam a entrar no meio para estimular a libertação de mais fotões. Se for fornecida alguma forma de energia para bombear continuamente os átomos para o estado excitado, a inversão da população pode ser mantida e pode ser gerada luz de alta intensidade que circula para trás e para a frente entre os dois espelhos.

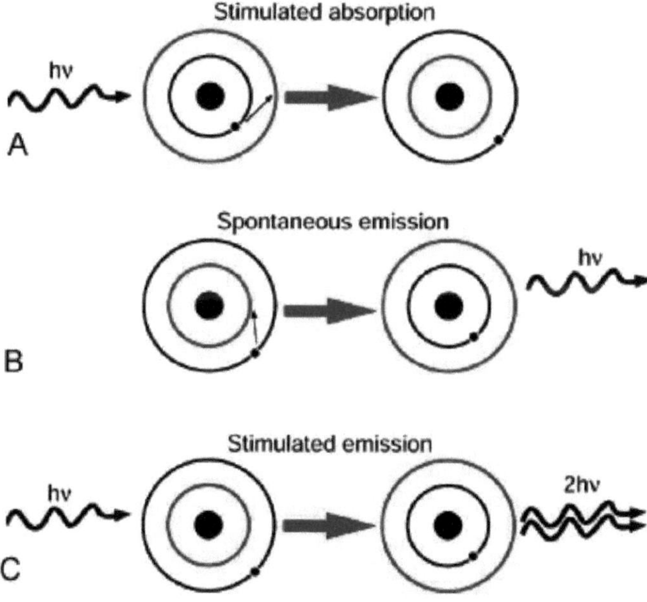

Figura 4: *Amplificação da luz*

Os espelhos colimam a luz, ou seja, os fotões exatamente perpendiculares aos espelhos voltam a entrar no meio ativo, enquanto os que estão fora do eixo saem do processo de lasing. Uma vez que o processo não é 100% eficiente e que alguma energia é convertida em calor, é necessário prever uma forma de arrefecimento.

Se um espelho for totalmente refletor (M2) e o outro espelho parcialmente transmissivo (M1), a luz que escapa através de M1 torna-se o feixe laser. Se a nossa potência de circulação for de 1000 W e M1 for 10 % transmissivo, então a potência que regressa de M1 é de 900 W e o feixe excitante é de 100 W. Uma viagem de ida e volta através do meio de iluminação faz com que a potência volte a ser de 1000 W.

O meio ativo contém a população homogénea de átomos ou moléculas que são bombeados para o estado excitado e são estimulados a lasearem. A espécie exacta de átomo ou molécula determina o comprimento de onda do feixe de saída. O meio ativo está suspenso na cavidade ótica sob a forma de gás, líquido ou distribuído no estado sólido (por exemplo, cristal).

Assim, a emissão estimulada dentro de uma cavidade ótica gera um feixe de luz colimado, coerente e monocromático. O laser recebe o nome do conteúdo do meio ativo e do seu estado de suspensão, por exemplo: Laser de gás $_{CO_2}$ ou laser de gás de iões de árgon.

A projeção do feixe no alvo é designada por ponto. Uma secção transversal do feixe é designada por perfil do feixe, uma forma comum de descrever a geometria do ponto e o diâmetro do ponto é designado por tamanho do ponto. O tamanho e a forma da lente determinam a distância focal e o tamanho do ponto no ponto focal. Para além do ponto focal, o feixe diverge e a densidade ou intensidade da potência diminui.

Os termos focado e desfocado quando se trabalha com lasers referem-se à posição do ponto focal em relação ao plano do tecido. Ao trabalhar em tecidos, o laser deve ser sempre utilizado com o ponto focal posicionado na superfície do tecido (focado) ou posicionado acima da superfície do tecido (desfocado ou fora de foco). O laser nunca deve ser posicionado com o ponto focal profundo ou no interior do tecido (pré-focado), uma vez que tal pode provocar danos térmicos mais profundos e efeitos indesejáveis nos tecidos.[8]

c) CARACTERÍSTICAS DA LUZ LASER:

A energia que sai do ressoador é um feixe extremamente intenso, altamente direcional, colimado, monocromático e coerente que distingue a luz laser da energia radiante desorganizada, como a de uma lâmpada. Um feixe laser extremamente pequeno e intenso, com capacidade de vaporizar, coagular e cortar, pode ser obtido se for colocada uma lente à frente do feixe. Esta lente concentra a energia emitida e permite a focalização num ponto de pequena dimensão.

A luz laser é ***monocromática, direcional e coerente.*** [5,9]

A luz emitida por um laser é *monocromática*, ou seja, tem um único comprimento de onda (cor). Em contraste, a luz branca comum é uma combinação de muitos comprimentos de onda (cores) diferentes.[5]

Os lasers emitem luz que é altamente *direcional.* A luz laser é emitida como um feixe relativamente estreito numa direção específica. A luz normal, como a proveniente do sol, de uma lâmpada ou de uma vela, é emitida em muitas direcções a partir da fonte.

Diz-se que a luz de um laser é *coerente,* o que significa que os comprimentos de onda da luz laser estão em fase no espaço e no tempo. Estas três propriedades da luz laser são o que a torna mais perigosa do que a luz normal. Os lasers são também caracterizados pela duração da emissão laser - onda contínua ou laser pulsado. Um laser Q-Switched é um laser pulsado que contém um dispositivo semelhante a um obturador que não permite a emissão de luz laser até ser aberto. A energia é acumulada num laser Q-Switched e libertada ao abrir o dispositivo para produzir um impulso laser único e intenso.[13]

d) **MODOS DE EMISSÃO**

Consoante o tipo de laser, pode utilizar-se um feixe de onda contínua, um feixe pulsado ou um feixe fechado ou cortado. Se um laser emitir radiação continuamente, diz-se que funciona em modo de onda contínua. A maioria dos lasers é capaz de funcionar em onda contínua. Nos lasers pulsados, a energia é emitida em rajadas curtas de acordo com uma série repetitiva de impulsos. Entre os impulsos não é emitida qualquer energia laser. A pulsação deve ainda ser classificada como pulso de corte ou gating do feixe. Com esta modalidade, o feixe laser é transmitido continuamente, mas um dispositivo do tipo obturador corta o feixe. Este corte pode ainda ser dividido num único corte ou numa série de cortes temporizados.

Na cirurgia com lasers, há situações que exigem que a luz laser seja emitida de forma pulsada. Existem vários meios disponíveis para obter uma saída pulsada de um laser de onda contínua. Estes meios são: bloqueio de modo, Q-switching, cavity dumping e pump pulsing. O bloqueio de modo, o Q-switching e o dumping de cavidades podem produzir impulsos curtos, de pico segundos a um micro segundo. Mas a pulsação por bomba pode produzir impulsos de saída que vão de um microssegundo a uma grande fração de segundo, e também estes podem produzir impulsos cuja potência de pico é muito superior à potência média disponível no mesmo laser quando este funciona em modo de onda contínua.

ONDA CONTÍNUA (CW) : Os lasers funcionam com uma potência de feixe média estável. Em sistemas de maior potência, é possível ajustar a potência. Nos lasers de gás de baixa potência, como o HeNe, o nível de potência é fixado pelo projeto, e o desempenho geralmente degrada-se com a utilização a longo prazo.

Q-switching

Pulsos de duração mais curta são obtidos com Q-switching. Um Q-switch simples utiliza um espelho rotativo como parte da cavidade ótica. Só quando o espelho rotativo está alinhado com precisão com o espelho de saída é que é possível obter a lasing, pelo que a lasing está limitada a um intervalo de tempo muito curto (1 a 10 n s). Entre alinhamentos, a energia é armazenada na população excitada. Assim, várias centenas de milijoules de energia podem ser espremidos em impulsos de nanossegundos.

PULSOS ÚNICOS: (modo normal) Os lasers têm geralmente uma duração de impulso de algumas centenas de microssegundos a alguns milissegundos. Este modo de funcionamento é por vezes designado por pulso longo ou modo normal.

PULSOS ÚNICOS DE Q-SWITCHED : Os lasers são o resultado de um atraso intracavitário (célula Q-switch) que permite que o meio laser armazene um máximo de energia potencial. Em condições óptimas de ganho, a emissão ocorre em impulsos únicos, normalmente com um domínio temporal de 10(-8) segundos. Estes impulsos terão potências de pico elevadas, frequentemente na gama de 10(6) a 10(9) Watts de pico.

PULSADO REPETITIVO : Os lasers de varrimento envolvem geralmente o funcionamento de lasers pulsados que operam a taxas de impulsos fixas (ou variáveis) que podem ir de alguns impulsos por segundo até 20 000 impulsos por segundo. A direção de um laser CW pode ser varrida rapidamente utilizando sistemas de varrimento ótico para produzir o equivalente a uma saída pulsada repetitiva num determinado local.

MODO BLOQUEADO : Os lasers funcionam como resultado dos modos de ressonância de uma cavidade ótica que podem afetar as caraterísticas do feixe de saída. Quando as fases de diferentes modos de frequência estão sincronizadas, ou seja, "bloqueadas", os diferentes modos interferem uns com os outros para gerar um efeito de batimento. O resultado é uma saída de laser que é observada como pulsações regularmente espaçadas. Os lasers que funcionam neste modo bloqueado produzem normalmente um conjunto de impulsos regularmente espaçados, cada um com uma duração de 10(-15) (femto) a 10(-12) (pico) segundos. Um laser bloqueado por modo pode fornecer potências de pico extremamente elevadas do que o mesmo laser a funcionar no modo Q-switched. Estes impulsos terão potências de pico enormes, frequentemente na ordem dos 10(12) Watts de pico.[13]

Despejo de cavidades:

Como o nome indica, este método cria uma grande inversão de população e uma condição de forte ressonância na cavidade ótica, mas não permite que qualquer luz coerente saia do ressoador, exceto quando é ativado um interrutor electro-ótico. A luz emerge então do laser num impulso de curta duração e elevada intensidade.

Bomba a pulsar:

Trata-se de um método de interrupção cíclica ou intermitente do fluxo de energia da fonte de bombeamento para o ressoador laser, através de um dispositivo de comutação mecânico ou elétrico ou eletrónico ou electro-ótico, de acordo com a forma de energia utilizada para bombear o meio laser ativo. Produz uma potência que varia entre 10 e 100 vezes superior à potência máxima de onda contínua que pode ser obtida com o mesmo laser. Este tipo de pulsação é mais comummente utilizado em lasers cirúrgicos.[9]

e) INTERACÇÃO DO LASEADOR COM O TECIDO BIOLÓGICO

A cavidade oral é um ambiente único e complexo, onde os tecidos duros e moles existem em estreita proximidade, no seio de uma saliva carregada de bactérias. Todos os tecidos orais são receptivos ao tratamento com laser, mas a biofísica que rege a interação laser-tecido exige o conhecimento de todos os factores envolvidos na aplicação desta modalidade. Através deste conhecimento, é possível aplicar um tratamento correto e adequado de uma forma previsível.

Os factores biológicos que influenciam as interações laser-tecido são mais vastos. Entre eles estão as propriedades ópticas de vários elementos do tecido que determinam a forma como os componentes moleculares e químicos específicos do tecido reagem com a energia da luz. As propriedades ópticas dos elementos dos tecidos determinam a natureza e a extensão da resposta dos tecidos através dos processos de absorção, transmissão, reflexão e dispersão do feixe laser (Dederich, 1991).[15]

Outros factores envolvem os vários tipos de processos fisiológicos e mecânicos que ocorrem como resultado das transformações de energia dentro da massa tecidular, a resposta inflamatória dos tecidos a estímulos nocivos, a vascularização dos tecidos e os mecanismos de reparação. A energia luminosa incidente interage com um meio (por exemplo: tecido oral) mais denso do que o ar, de uma das quatro formas a seguir indicadas (Fig. 5)

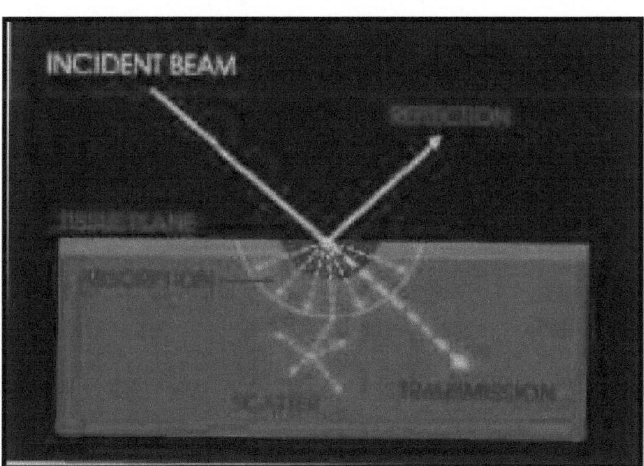

Figura 5: *Interação do laser com o tecido*

TRANSMISSÃO

O inverso da absorção, em que a energia laser passa diretamente através do tecido sem interação entre o feixe incidente e o meio. O feixe emerge distalmente, inalterado ou parcialmente refractado. Este efeito é altamente dependente do comprimento de onda da luz laser.[16]

CHOQUE

Existe alguma interação, mas esta é insuficiente para causar uma atenuação completa do feixe. A dispersão causará alguma diminuição da energia da luz com a distância, juntamente com uma distorção do feixe, em que os raios seguem numa direção não controlada através do meio. A retrodifusão do feixe laser pode ocorrer quando este atinge o tecido; esta situação é mais frequente em comprimentos de onda curtos, por exemplo: Díodo, Nd: YAG (> 50 % de retrodifusão).[16]

REFLEXÃO

O feixe redirecciona-se para fora da superfície, não produzindo qualquer efeito no tecido alvo. A densidade do meio, ou o ângulo de incidência inferior ao ângulo de refração, resulta numa reflexão total do feixe. Na reflexão verdadeira, os ângulos de incidência e de emergência serão os mesmos ou, se a interface do meio for rugosa ou não homogénea, pode ocorrer alguma dispersão, como se verifica na deteção de cáries, que utiliza a luz reflectida para medir o grau de estrutura dentária sã.[16]

ABSORÇÃO

A quantidade de energia absorvida por um tecido depende das suas caraterísticas, como a pigmentação e o teor de água, o comprimento de onda do laser e o modo de emissão. A energia incidente do feixe é atenuada pelo meio e transferida para outra forma.

A hemoglobina reflecte os comprimentos de onda vermelhos, conferindo cor ao sangue arterial. Por conseguinte, é fortemente absorvida pelos comprimentos de onda azuis e verdes.[16,9]

O sangue venoso, que contém menos oxigénio, absorve mais luz vermelha e parece mais escuro. O pigmento melanina, que dá cor à pele, é fortemente absorvido por comprimentos de onda curtos, e a água, a molécula universalmente presente, tem diferentes graus de absorção por diferentes comprimentos de onda.

Os tecidos dentários têm diferentes quantidades de conteúdo de água por peso. Uma classificação do mais baixo para o mais alto mostraria o esmalte (com 2% a 3%), a dentina, o osso, o cálculo, a cárie e os tecidos moles (cerca de 70%). Em geral, os comprimentos de onda mais curtos (de cerca de 500 a 1000 nm) são facilmente absorvidos pelos tecidos pigmentados e pelos elementos sanguíneos.[16,9] A alteração física do tecido alvo, conseguida através da transferência de calor, é designada por fototermólise. Esta é ainda subdividida, consoante a mudança de temperatura, a transferência de fase e os níveis de energia incidente, em fotopirólise, fotovaporólise e fotoplasmólise.

Fotopirólise

Em consonância com a mudança de temperatura ascendente de 600C para 900C, as proteínas do tecido alvo sofrem alterações morfológicas, que são predominantemente permanentes.

Fotovaporólise

A 1000C, a água inter e intra-celular nos tecidos moles e a água intersticial nos tecidos duros é vaporizada. Esta transferência de fase destrutiva resulta numa alteração de volume expansiva, que pode ajudar no efeito ablativo do laser ao dissociar grandes elementos de tecido, especialmente observado na utilização do laser no corte de tecidos dentários duros.

Fotoplasmólise

Caracterizado por temperaturas elevadas e expansão explosiva a nível micro tecidular e molecular, este fenómeno é observado em lasers pulsados ultra-curtos, por exemplo, Nd:YAG, Er:YAG, com larguras de impulso inferiores a 100 μs.

Os lasers em medicina dentária dividem-se em duas categorias básicas:

Os que funcionam apenas no modo sem contacto, quer focados quer desfocados, como os lasers de CO2. Os que funcionam tanto no modo de contacto como no modo de não contacto, sendo o modo de contacto focado e o modo de não contacto desfocado. Este grupo inclui os lasers fornecidos por fibras ópticas, como os lasers de árgon e Nd:YAG.[9]

1) LASERS SEM CONTACTO

Isto inclui os lasers de dióxido de carbono que podem ser divididos em lasers de CO2 que funcionam através da tecnologia de braço articulado, os que funcionam através da tecnologia de guia de onda oco e os que funcionam através da tecnologia de mão.

A maioria dos lasers de CO2 aplicáveis em medicina também pode ser utilizada eficazmente em medicina dentária. Os lasers de dióxido de carbono funcionam principalmente num modo sem contacto. Também podem ser utilizados num **modo focado** ou **desfocado.**

a) MODO FOCADO: É quando o feixe laser atinge o tecido no seu ponto focal ou no seu diâmetro mais pequeno. Este diâmetro depende do tamanho da lente utilizada. Atualmente, a maioria dos sistemas de laser de CO2 possui uma lente que permite focar o feixe em pontos de tamanho entre 0,1 mm e 0,35 mm ou superior. Este modo focado também pode ser referido como modo de corte. Por exemplo, o modo de corte é utilizado para efetuar biopsias.

b) MODO DESFOCADO: Ao desfocar o feixe laser ou ao afastar o ponto focal do plano do tecido, o tamanho do feixe que atinge o tecido tem um diâmetro maior, causando assim a vaporização de uma área maior de tecido. No entanto, ao desfocar o feixe, a intensidade do laser ou a densidade de potência é reduzida. Um feixe desfocado, por exemplo, é utilizado na realização de frenectomias ou para a remoção de hiperplasia papilar inflamatória.[9]

Uma vez que todas as fibras ópticas têm um índice de absorção elevado para a luz do laser de CO2, não é possível utilizar uma verdadeira distribuição de fibra ótica. Em vez disso, alguns lasers de CO2 utilizam braços articulados com espelhos devidamente alinhados nas articulações e, em seguida, é utilizada uma peça de mão com uma lente específica para criar o tamanho de ponto pretendido no modo focado. Devido à sua natureza por vezes incómoda, os sistemas de laser de CO2 que utilizam braços articulados são frequentemente difíceis de utilizar na cavidade oral. Com os sistemas de braço articulado e os que utilizam tecnologia portátil, a distância focal ao tecido pode variar de 1 a 3 cm.

MODOS COM E SEM CONTACTO

A cirurgia sem contacto depende completamente dos pigmentos e da água presentes no tecido responsáveis pelo modelo de absorção de cada comprimento de onda. O facto de se dirigirem densidades de energia suficientes para o tecido alvo criará o efeito de tecido desejado. A criação e o aparecimento de carvão na superfície do tecido também aumentará a absorção de energia na superfície e melhorará a eficiência. Dirigir a energia para um ponto aquecerá gradualmente uma massa crescente de tecido e mover a energia ao longo de um percurso com golpes simples ou múltiplos criará uma incisão. Pintar uma grande área com a energia irá contornar e esculpir o tecido. Diminuir a energia permitirá ao operador coagular e criar hemostase na maioria dos locais cirúrgicos da boca.

A cirurgia sem contacto requer definições de potência significativamente mais elevadas do que a cirurgia com contacto para que os lasers de fibra ótica atinjam um efeito equivalente nos tecidos. A ponta da fibra deve ser bem cortada e mantida livre de detritos. Com uma técnica adequada, os resultados são os mesmos que os da cirurgia de contacto; as técnicas e os princípios são semelhantes, apenas a sensação é diferente. Durante a cirurgia sem contacto, o médico opera com controlo visual com a ajuda de um feixe de mira ou observando o efeito de tecido que está a ser criado. No modo de contacto, a sonda de tratamento é mantida firme e perpendicular à superfície do tecido com a ponta pressionada na superfície do tecido. A profundidade a que a sonda de tratamento é pressionada depende da profundidade e do local do tecido alvo. Isto minimiza a atenuação dos feixes e reduz a perfusão.[9]

f) <u>**EFEITOS NOS TECIDOS DA IRRADIAÇÃO LASER:**</u>

Quando a energia radiante é absorvida pelos tecidos, podem ocorrer quatro tipos básicos de interações ou respostas.

1. Interações fotoquímicas
2. Interações foto-térmicas
3. Interações foto-mecânicas

4. Interações fotoeléctricas

INTERACÇÕES FOTOQUÍMICAS:

O princípio básico do processo fotoquímico é que comprimentos de onda específicos da luz laser são absorvidos por cromóforos naturais ou substâncias de absorção de luz com comprimentos de onda específicos, capazes de induzir determinadas reacções bioquímicas a nível celular.

Os derivados de cromóforos ou corantes naturais podem ser utilizados como fotossensibilizadores para induzir reacções biológicas nos tecidos, tanto para aplicações de diagnóstico como terapêuticas. As interações fotoquímicas subdividem-se em terapia fotodinâmica (PDT) e bioestimulação

A terapia fotodinâmica é a utilização terapêutica de lasers para induzir reacções nos tecidos para o tratamento de condições patológicas e a reemissão fosforescente ou fluorescência dos tecidos, que pode ser utilizada como método de diagnóstico para detetar substâncias reactivas à luz nos tecidos. A bioestimulação descreve os efeitos estimulantes da luz laser nos processos bioquímicos e moleculares que ocorrem normalmente nos tecidos, como a cicatrização e a reparação.

INTERACÇÕES FOTOTÉRMICAS:

A energia da luz radiante é absorvida pelas substâncias e moléculas dos tecidos e transforma-se em energia térmica, o que produz este efeito tecidular. A quantidade de energia da luz laser absorvida pelo tecido depende de vários factores, nomeadamente

1. Comprimento de onda da energia radiante do laser

2. Parâmetros como o tamanho do ponto, a densidade de potência, a duração e a frequência do impulso

3. Propriedades ópticas dos tecidos

4. Composição do tecido-alvo

As interações foto-térmicas manifestam-se clinicamente como foto-ablação ou remoção de tecido por vaporização e sobreaquecimento de fluidos tecidulares, coagulação e hemostase e fotopirose ou queima de tecido. Dependendo da quantidade de energia fornecida, o efeito resultante é a coagulação, a vaporização ou uma combinação dos dois.

As temperaturas inferiores a 60°C manifestam-se geralmente como hipertermia dos tecidos. Entre 45 e 50°C, ocorrem alterações enzimáticas sob a forma de edema. Acima de 65°C ocorre a desnaturação das proteínas acompanhada de coagulação dos elementos sanguíneos ou das proteínas. Abaixo de 100°C, observa-se desidratação ou dessecação dos tecidos, que se manifesta clinicamente como branqueamento dos tecidos. A uma temperatura superior a 100°C, ocorre um sobreaquecimento que produz uma rápida vaporização dos fluidos dos tecidos, resultando na ablação dos tecidos e na contração ou contratura da área adjacente.

A continuação da iluminação da área resulta numa elevação da temperatura para várias centenas de graus, levando à vaporização, carbonização e queimadura dos tecidos. O laser Nd:YAG pulsado não causa efeitos fototérmicos profundos na excisão de tecidos moles orais. Os efeitos térmicos nos dentes e no osso foram comparados com o laser e o electrocautério. O electrocautério mostrou uma temperatura significativamente mais elevada do que os lasers de CO_2 e Nd: YAG.

INTERACÇÕES TÉRMICAS DOS TECIDOS:

Temperature(°C)	Tissue Effects
42 -45	Hyperthermia (transient)
> 65	Desiccation, protein denaturation and coagulation
70 -90	Tissue welding
> 100	Vaporization
> 200	Carbonization and charring

INTERACÇÕES FOTOMECÂNICAS E FOTOELÉCTRICAS:

As interações fotomecânicas incluem a fotodisrupção ou a fotodissociação, que consiste na rutura de estruturas pela luz laser, e as interações fotoacústicas, que envolvem a remoção de tecido com a geração de ondas de choque.

As interações fotoeléctricas incluem a fotoplasmólise, que descreve a forma como o tecido é removido através da formação de iões e partículas eletricamente carregados que existem num estado semigásico de alta energia.

Para resumir o efeito de interação dos tecidos de uma determinada máquina, devem ser considerados vários factores. Cada laser tem partes internas comuns, mas diferentes sistemas de entrega e modos de emissão. O comprimento de onda do laser afecta determinados componentes do tecido alvo; o teor de água, a cor do tecido e a composição química estão todos inter-relacionados. O diâmetro do feixe de laser, quer seja emitido em contacto ou sem contacto com o tecido, cria uma determinada densidade de energia; quanto mais pequeno for o feixe, maior será a densidade de energia. Por exemplo, um feixe com um diâmetro de 200 lm tem mais do dobro da densidade de energia do que um feixe com um diâmetro de 300 lm. O resultado da utilização de uma fibra mais pequena é um aumento significativo da transferência térmica do laser para o tecido e um aumento correspondente da absorção de calor nessa área mais pequena. O período de tempo durante o qual o feixe atinge o tecido alvo afecta a taxa de aumento da temperatura do tecido. Esse tempo também pode ser regulado pela taxa de repetição do modo de emissão do laser pulsado. A quantidade de arrefecimento do tecido através da utilização de um jato de água ou de ar também afecta a taxa de vaporização.[9]

CAPÍTULO 4

COMPONENTES DO LASER

1. MÉDIO ACTIVO

Um material, natural ou artificial, que, quando estimulado, emite luz laser. Este material pode ser um sólido, um líquido ou um gás. O primeiro laser "dentário" utilizava um cristal de granada de ítrio e alumínio dopado com neodímio (Nd:YAG) como meio ativo. O "YAG" é um cristal complexo com a composição química Y3Al5O12. Durante o crescimento do cristal, 1% de iões de neodímio (Nd3+) são dopados no cristal de YAG.[5]

Outros lasers importantes em medicina dentária utilizam terras raras e outros iões metálicos numa rede cristalina YAG "dopada", por exemplo - érbio (Er:YAG) e hólmio (Ho:YAG), juntamente com outra granada dopada com érbio e crómio de ítrio, escândio e gálio (Er, Cr:YSGG).[5]

O meio ativo é posicionado dentro da cavidade do laser, um tubo polido internamente, com espelhos posicionados co-axialmente em cada extremidade e rodeado pela entrada de energia externa, ou mecanismo de bombagem. O "meio ativo", por exemplo CO2, Nd:YAG, define o tipo de laser e o comprimento de onda de emissão do laser (10.600nm e 1.064nm, respetivamente). Os átomos do meio ativo são absorvidos pelo processo de emissão de luz.[5]

2. MECANISMO DE BOMBAGEM

Trata-se de uma fonte de energia primária criada pelo homem que excita o meio ativo. Trata-se normalmente de uma fonte de luz, quer se trate de um flash ou de uma luz de arco, mas pode ser uma unidade de laser de díodos ou uma bobina electromagnética. A energia desta fonte primária é absorvida pelo meio ativo, resultando na produção de luz laser (Fig. 6).

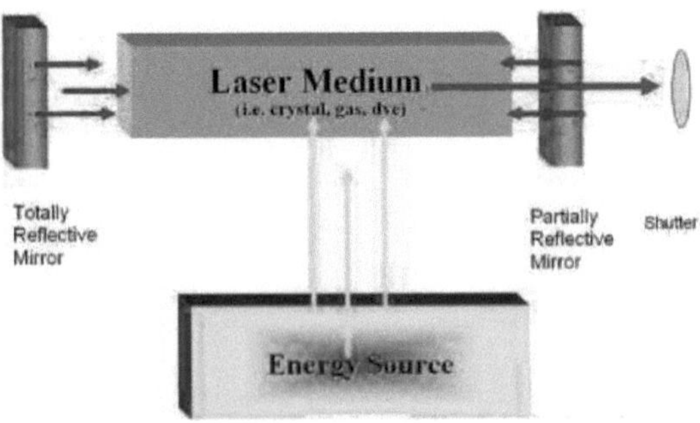

Figura 6: *Componentes de um laser típico*

A dinâmica da energia incidente ao longo do tempo tem uma influência fundamental nas caraterísticas do modo de emissão de um determinado laser. Uma descarga eléctrica de alimentação contínua resultará numa alimentação contínua semelhante de emissão de luz laser.

3. RESSONADOR ÓPTICO

A luz laser produzida pelo meio ativo estimulado é rebatida para trás e para a frente através do eixo da cavidade laser, utilizando dois espelhos colocados em cada extremidade, amplificando assim a potência. O espelho distal é parcialmente transmissivo, pelo que, com uma determinada densidade de energia, a luz laser escapa para ser transmitida ao tecido alvo.[5]

4. SISTEMA DE DISTRIBUIÇÃO

Consoante o comprimento de onda emitido, o sistema de entrega pode ser uma fibra ótica de quartzo, uma guia de onda oca flexível, um braço articulado (com espelhos incorporados) ou uma peça de mão que contenha a unidade laser (atualmente apenas para lasers de baixa potência).

As primeiras tentativas de produzir sistemas de entrega baseavam-se na utilização de aparelhos de espelho fixo e/ou lentes. Rapidamente se percebeu que a utilização de um cabo fino de fibra ótica de quartzo de sílica maximizava a possibilidade de os lasers médicos e dentários atingirem o seu local alvo. No entanto, a adequação deste sistema de entrega está condicionada ao facto de o comprimento de onda de emissão ser pouco absorvido pela água (grupos hidroxilo), presente na fibra de quartzo. Por conseguinte, os comprimentos de onda mais curtos (Er,Cr:YSGG, Er:YAG e dióxido de carbono) dão origem a graves perdas de potência através da fibra de quartzo, pelo que requerem sistemas de distribuição alternativos. Exemplos de tais alternativas são os braços articulados que incorporam espelhos e prismas internos e as guias de onda ocas, em que a luz é reflectida ao longo de tubos polidos internamente. Estão a ser desenvolvidos novos compostos de fibra sem água, por exemplo, fluoreto de zircónio, para ultrapassar este problema.

5. SISTEMA DE ARREFECIMENTO

A produção de calor é um subproduto da propagação da luz laser. Aumenta com a potência de saída do laser, pelo que, nos lasers de corte de tecidos pesados, o sistema de arrefecimento representa o componente mais volumoso. Os sistemas de arrefecimento coaxial podem ser assistidos por ar ou água.

6. PAINEL DE CONTROLO

Isto permite uma variação da potência de saída com o tempo, acima da definida pela frequência do mecanismo de bombagem. Outras instalações podem permitir a alteração do comprimento de onda (instrumentos multi-laser) e a impressão da energia laser fornecida durante a utilização clínica.[5]

SISTEMAS DE ENTREGA DE LASER

O feixe de luz laser, coerente e colimado, deve ser aplicado no tecido alvo de uma forma ergonómica e precisa. Existem dois sistemas de entrega utilizados nos lasers dentários norte-americanos disponíveis. Um é um guia de ondas oco flexível ou um tubo com um acabamento interior espelhado (Fig. 7). A energia laser é reflectida ao longo deste tubo e existe através de uma peça de mão na extremidade cirúrgica, com o feixe a atingir o tecido sem contacto. Uma ponta acessória de safira ou de metal oco pode ser ligada à extremidade do guia de ondas para contacto com o local da cirurgia.[9]

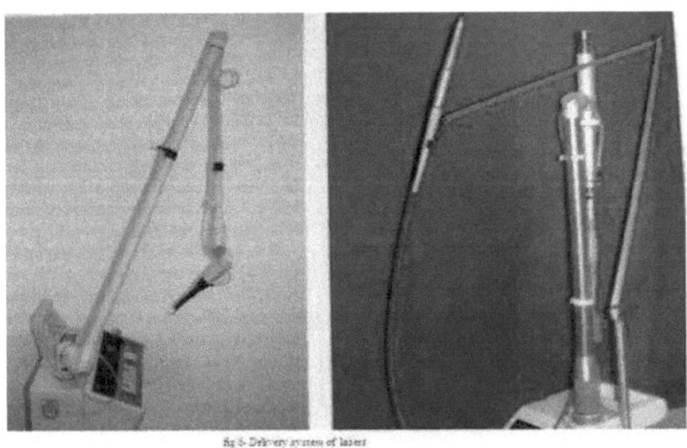

Figura 7: *Sistema de distribuição de guia oco flexível*

O segundo sistema de entrega é um cabo de fibra ótica de vidro. Este cabo pode ser mais flexível do que a guia de ondas, tem uma diminuição correspondente no peso e na resistência aos movimentos, e é normalmente mais pequeno em diâmetro. Embora o componente de vidro esteja envolto numa bainha resiliente, pode ser frágil e não pode ser dobrado num ângulo agudo. A fibra encaixa perfeitamente numa peça de mão com a extremidade nua produzindo ou, no caso da família de lasers de érbio, com uma ponta de safira ou quartzo anexada. Este sistema de fibra pode ser utilizado em modo de contacto ou sem contacto. Na maioria das vezes, é utilizado em modo de contacto, tocando diretamente o local da cirurgia.

Todos os instrumentos dentários convencionais, manuais ou rotativos, tocam fisicamente o tecido a ser tratado, dando ao operador um feedback instantâneo. Os lasers dentários podem ser utilizados com ou sem contacto. Clinicamente, um laser utilizado em contacto pode proporcionar um acesso fácil a áreas de tecido que, de outra forma, seriam difíceis de alcançar. Por exemplo, uma ponta de fibra pode ser utilizada à volta do revestimento de uma bolsa periodontal para remover uma pequena quantidade de tecido de granulação. Quando utilizado fora de contacto, o feixe é apontado a alguns milímetros de distância do alvo. Esta modalidade é útil para seguir vários contornos de tecido, mas a perda da sensação tátil exige que o cirurgião preste muita atenção à interação do tecido com a energia do laser. Todos os lasers dentários invisíveis estão equipados com uma mira separada, que pode ser laser ou luz convencional. O feixe de mira é emitido coaxialmente ao longo da fibra ou guia de ondas e mostra ao operador o ponto onde a energia do laser será focada9.

Em qualquer uma das modalidades, as lentes no interior do instrumento laser focam o feixe com o guia de ondas oco; existe um ponto de diâmetro específico onde o feixe está bem focado e onde a energia é maior. Esse ponto, denominado ponto focal, deve ser utilizado para a cirurgia incisional e excisional. Para a fibra ótica e acessórios, o ponto focal está na ponta ou perto dela, que tem a maior energia. Em ambos os casos, o feixe torna-se divergente e desfocado à medida que a peça de mão é afastada do ponto focal. A uma pequena distância divergente, a luz laser pode cobrir uma vasta área, o que é útil para obter hemostase. A uma distância maior, o feixe perde a sua eficácia porque a energia se dissipa, com uma diminuição proporcional da densidade de potência.

Os lasers com comprimentos de onda de emissão mais curtos, como o árgon, o díodo e o Nd:YAG, podem ser concebidos com pequenas fibras de vidro flexíveis. Os dispositivos Er,Cr:YSGG e Er:YAG apresentam desafios para o fabrico de fibras, uma vez que o seu comprimento de onda é grande e não se adapta facilmente às moléculas cristalinas do vidro condutor. Além disso, são altamente absorvidos pela água, pelo que é necessário um desenho especial e dispendioso da fibra com uma estrutura de teor mínimo de hidroxilo, incorporando ar de arrefecimento periférico e pulverização de água para a peça de mão.[5] O maior comprimento de onda dentário, o CO2, está para além da janela de transmissão da atual tecnologia de fibra ótica e tem de ser conduzido num tubo oco.[9]

CAPÍTULO 5

CLASSIFICAÇÃO DO LASER

Os lasers estão divididos em várias classes, consoante a potência ou energia do feixe e o comprimento de onda da radiação emitida. A classificação dos lasers baseia-se no seu potencial para provocar lesões imediatas nos olhos ou na pele e/ou no seu potencial para provocar incêndios por exposição direta ao feixe ou por reflexos de superfícies reflectoras difusas.[10] Desde 1 de agosto de 1976, os lasers produzidos comercialmente são classificados e identificados por etiquetas afixadas no laser.

A segurança contra radiações deve ser consultada sobre a classificação e rotulagem adequadas dos lasers. Os lasers são classificados com base nos parâmetros físicos do laser, na potência, no comprimento de onda e na duração da exposição.

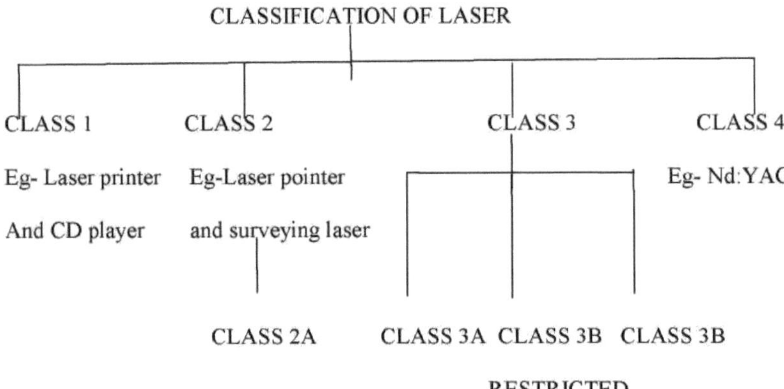

LASERS DE CLASSE 1

Um laser de classe 1 é considerado seguro com base nos conhecimentos médicos actuais. Em condições normais de funcionamento, os lasers ou sistemas laser de classe 1 não podem constituir um perigo e não são necessárias medidas de segurança. Um laser de classe 1 pode também ser um laser de classe superior que está completamente fechado para evitar a exposição do pessoal ao feixe laser11.

Exemplo: Impressoras laser e leitores de CD.[10]

LASERS DE CLASSE 2

Um laser ou sistema laser da classe 2 é definido como funcionando na região visível (400-700nm). Estes lasers não são intrinsecamente seguros, mas a proteção contra lesões oculares será normalmente assegurada por respostas de aversão, incluindo o reflexo de pestanejar. O visionamento momentâneo (exposição de 0,25 segundos ou menos) não é considerado perigoso. No entanto, o visionamento intencional prolongado é considerado perigoso.[11]

Exemplo: Apontadores laser, lasers de levantamento topográfico.[12]

LASERS **DE CLASSE 2A**

São lasers para fins especiais que não se destinam à visualização. A sua potência de saída é inferior a

1 mW. Esta classe de lasers só causa lesões se for vista diretamente durante mais de 1000 segundos. Os 1.000 segundos são repartidos por um dia de 8 horas, não por uma exposição contínua.[11]

Exemplo: Muitos leitores de códigos de barras enquadram-se nesta categoria.[12]

LASERS DE CLASSE 3

Os lasers da classe 3 são lasers de potência média que apresentam um potencial modesto de ferimentos. Os utilizadores de lasers da classe 3 podem ser obrigados a seguir precauções de segurança específicas e podem exigir a utilização de equipamento de segurança, como óculos de proteção para lasers. Normalmente, não existem riscos para a pele no caso de exposições acidentais.[11]

CLASSE 3A

Um laser da classe 3A emite níveis mais elevados de radiação e exige precauções mais rigorosas do que as necessárias para os produtos laser da classe 2. Diferem dos produtos laser da classe 2 na medida em que emitem mais potência num feixe de maior secção transversal, de modo que, quando a saída é vista diretamente, a potência do feixe que entra no olho não excede a de um produto laser da classe 2.

No entanto, se o feixe for visualizado através de uma ótica coletora de maior diâmetro (por exemplo, binóculos), o perigo é normalmente maior. Para a saída de onda contínua (CW) na gama de comprimentos de onda visíveis, a potência de saída dos lasers da classe 3A está limitada a 5mW e a irradiância máxima (densidade de potência) é de 25W.[11]

Exemplo: Laser HeNe com potência radiante superior a 1 miliwatt mas não superior a 5 miliwatts, ou alguns ponteiros laser de bolso.

CLASSE 3B (RESTRITA)

Os lasers ou sistemas laser da classe 3B (restrita) funcionam com os mesmos níveis de potência que os da classe 3A, mas têm níveis de irradiância mais elevados (25 a 50Wm-2). Podem ser utilizados em condições de luz do dia sob os mesmos controlos que os produtos laser da classe 3A. Quando utilizados em condições de menor iluminação (geralmente inferior a 10 lux), os controlos de segurança adequados são os especificados para os produtos laser da classe 3B.[11]

Exemplo: Laser HeNe visível com potência radiante superior a 5 miliwatts mas não superior a 500 miliwatts.

CLASSE 3B

Os lasers da classe 3B podem emitir radiações invisíveis ou visíveis e a sua visualização direta é perigosa para os olhos. Os lasers da classe 3B podem causar lesões oculares, quer porque a sua emissão é invisível e, por conseguinte, as respostas de aversão não são activadas, quer porque a potência do feixe é tal que os danos são causados num período de tempo inferior ao reflexo de pestanejar (0,25s). Os lasers de maior potência desta classe também podem causar queimaduras na pele. No entanto, com comprimentos de onda laser diferentes dos da região ultravioleta, a dor produzida pelo aquecimento rápido da pele evoca normalmente uma resposta de aversão suficiente para evitar essas queimaduras.

A classe 3A é substituída pelas classes 1M e 2M. A classe 3B representa uma potência máxima de saída de 0,5 W. Uma nova classificação é a classe 3R, que também pode incluir alguns dispositivos médicos de baixo nível e tecidos-alvo, mas geralmente lasers de baixa potência de saída do que 3A.[11] **Exemplos: lasers médicos suaves (LLLT), equipamento para espectáculos de luz laser e dispositivos de medição laser**

LASERS DE CLASSE 4

Os lasers da classe 4 são lasers de alta potência, com níveis de potência superiores a 500 mW de potência radiante, que representam um sério potencial de lesão ocular e cutânea e exigem que os utilizadores sigam precauções de segurança específicas e usem óculos de proteção contra laser. Podem funcionar em qualquer parte do espetro, tal como o 3B.

Os sistemas laser da classe 4 podem produzir um risco não só devido a reflexos diretos ou especulares, mas também devido a reflexos difusos. O risco de incêndio pode também estar associado à utilização destes sistemas de alta potência, pelo que a sua utilização exige extrema cautela.[11]

Exemplo: A maioria dos lasers Nd:YAG.

Destas classificações, apenas os lasers de classe 4 são incorporados em sistemas utilizados para o processamento de materiais, tais como corte, tratamento térmico, revestimento e soldadura. Um laser de classe 4 pode fazer parte de um sistema concebido de modo a ser considerado um sistema laser de classe 1. Um sistema deste tipo não pode, em condições normais de funcionamento, produzir um perigo. Isto pode ser conseguido através de controlos de engenharia, tais como caixas, encravamentos e outros mecanismos.

É da responsabilidade do fabricante do laser classificar o produto e, consequentemente, colocar etiquetas de aviso no produto e realizar dispositivos de segurança, tais como fechos de chave e conectores de interbloqueio. No entanto, se o utilizador manipular o produto laser de modo a alterar a sua classe, torna-se responsável por uma nova classificação.[11]

CAPÍTULO 6

TIPOS DE LASERS

Existem muitos tipos de lasers disponíveis para fins de investigação, médicos, industriais e comerciais. Os lasers são frequentemente descritos pelo tipo de meio de laser que utilizam -

o **Laser de estado sólido**

o **Lasers de gás**

o **Lasers de excímero**

o **Laser de semicondutores**

LASER DE ESTADO SÓLIDO - Têm o material de libertação distribuído numa matriz sólida, por exemplo, os lasers de rubi ou de neodímio-YAG (granada de ítrio e alumínio). O laser de neodímio-YAG emite luz infravermelha a 1,064 micrómetros.

LASER DE GÁS - Os lasers de hélio e hélio-néon (HeNe) são os lasers de gás mais comuns que têm uma saída primária de luz vermelha visível. Os lasers de CO2 emitem energia no infravermelho distante, 10,6 micrómetros, utilizados para cortar materiais duros.

LASERS EXCIMER - (Derivado dos termos ***excitado*** e ***dímeros***) Utilizam gases reactivos como o cloro e o flúor misturados com gases inertes como o árgon, o crípton ou o xénon. Quando estimulados eletricamente, é produzida uma pseudomolécula ou dímero que, quando aceso, produz luz na gama do ultravioleta.

LASERS DE TINTA - Utilizam corantes orgânicos complexos, como a rodamina 6G, em solução líquida ou em suspensão como meio de laser. São sintonizáveis numa vasta gama de comprimentos de onda.

LASERS DE SEMICONDUTORES - Por vezes designados por lasers de díodos, não são lasers de estado sólido. Estes dispositivos electrónicos são geralmente muito pequenos e consomem pouca energia. Podem ser integrados em conjuntos maiores, como, por exemplo, a fonte de escrita em algumas impressoras laser ou leitores de discos compactos.[14]

LASER TYPE		WAVELENGTH	COLOUR
Excimer laser	Argon fluoride Xenon chloride	193nm 308 nm	Ultraviolet Ultraviolet
Gas laser	Argon Helium Neon Carbondioxide	488nm 514nm 637nm 10,600nm	Blue Blue green Red Infrared
Diode laser	InGaAsp GaAlAs GaSa InGaSa	655nm 670-830nm 840nm 980nm	Red Infrared Infrared Infrared
Solid state laser	Frequency doubled Alexendrite Potassium Titanyl Phosphate(KTP) Neodymium :YAG Holmium :YAG Erbium, chromium:YSGG Erbium:YSGG	337nm 532nm 1,064nm 2,100nm 2,780nm 2,790nm	Ultraviolet Green Infrared Infrared Infrared Infrared

CAPÍTULO 7

APLICAÇÃO ACTUAL E POTENCIAL DO LASER EM MEDICINA DENTÁRIA

LASER TYPE	CURRENT/POTENTIAL DENTAL
1) EXCIMER LASER a) Argon Fluoride (ARF) b) Xenon chloride(XeCL)	Hard tissue ablation, Dental calculus removal.
2) Gas Laser a) Argon(Ar)	Curing of composite materials, tooth whitening, intraoral soft tissue surgery, sulcular debridement
b) Helium Neon (HeNe)	Analgesia, dentine hypersensitivity, apthous ulcer treatment.
c) Carbon dioxide(CO2)	Intraoral and implant soft tissue surgery, apthous ulcer treatment, removal of gingival melanin pigmentation, treatment of dentine hypersensitivity, analgesia
3) DIODE LASER a) Indium Gallium Arsenide phosphorus(InGaAsP)	Caries and calculus detection, intraoral soft tissue surgery, sulcular debridement
b) Gallium Aluminium Arsenide(GaAlAs)	Implant soft tissue surgery, sulcular debridement GalliumArsenide (GaAs) (subgingival curettage in periodontitis and peri implantitis), analgesia, treatment of dentine hypersensitivity, pulpotomy, root canal disinfectant, apthous ulcer treatment, removal of gingival melanin pigmentation.
4) SOLID STATE LASER a) Frequency double Alexendrite	Selective ablation of dental calculus
b) Neodymium:YAG	Intraoral soft tissue surgery, sulcular debridement, analgesia, treatment of dentine hypersensitivity, pulpotomy, root canal disinfection, removal of enamel caries, apthous ulcer treatment, removal of gingival melanin pigmentation.
5) Erbium group a) Erbium:YAG b) Erbium:YSGG c) Erbium,chromium:YSSG	Caries removal and cavity preparation, modification of enamel and dentine surfaces, intraoral and implant soft tissue surgery, sulcular debridement, scaling of root surfaces, osseous surgery, treatment of dentine hypersensitivity, analgesia, pulpotomy, root canal treatment and disinfection, apthous ulcer treatment, removal of gingival melanin pigmentation.

CAPÍTULO 8

APLICAÇÃO DO LASER NA TERAPIA PERIODONTAL

A destartarização e o alisamento radicular são o método tradicional de controlo da microflora subgengival para a gestão das doenças periodontais. Os objectivos do desbridamento subgengival consistem em eliminar não só a placa bacteriana aderente e não aderente, mas também os depósitos de cálculo. No entanto, a remoção do cálculo utilizando instrumentos manuais convencionais tem sido considerada incompleta e bastante demorada. A fim de melhorar a eficácia e a eficiência do desbridamento da superfície radicular, têm sido utilizados vários dispositivos, como os scalers sónicos e ultra-sónicos e, mais recentemente, os lasers. Muitos estudos demonstraram que a instrumentação sónica e ultra-sónica, quando comparada com a instrumentação manual, resulta em resultados de tratamento iguais ou superiores.[17]

Nas bolsas periodontais, as superfícies radiculares estão contaminadas com uma acumulação de placa bacteriana e cálculo, bem como com a infiltração de bactérias e endotoxinas bacterianas no cemento. A remoção completa destas substâncias nocivas é essencial para a cicatrização do tecido periodontal. A formação de biofilme na superfície radicular exposta dentro das bolsas periodontais impede a infiltração de antibióticos, pelo que é necessária a rutura mecânica do biofilme durante o tratamento periodontal.

Uma vez que o periodonto é composto por gengiva, ligamento periodontal, cemento e osso alveolar, os tecidos moles e duros são sempre visados quando se utilizam lasers para o tratamento de lesões periodontais. Os lasers de alta potência CO2 e Nd:YAG, normalmente utilizados, são capazes de efetuar uma excelente ablação dos tecidos moles e têm um efeito hemostático adequado. Estes lasers são geralmente aprovados para o tratamento de tecidos moles em periodontia e cirurgia oral. No entanto, estes lasers não são úteis para o tratamento da superfície radicular ou do osso alveolar, devido à carbonização destes tecidos e aos efeitos secundários térmicos importantes no alvo e nos tecidos moles circundantes. Até ao início da década de 1990, a utilização do sistema laser na terapia periodontal estava limitada a procedimentos nos tecidos moles, como a gengivectomia e a frenectomia e procedimentos semelhantes nos tecidos moles, incluindo a remoção da pigmentação de melanina da gengiva.[21]

Os lasers de díodo, bem como os lasers Nd:YAG, são atualmente utilizados pelos clínicos para a curetagem devido ao seu sistema de entrega flexível, que é adequado para a inserção na bolsa. No entanto, até à data, existe uma escassez de investigação básica e clínica que forneça apoio científico a estes procedimentos.[17]

Recentemente, a destartarização com laser de Er:YAG e Erbium-Chromium doped:Yittrium-Selenium-Gallium-Garnet (Er,Cr:YSGG) foi introduzida como alternativa ou adjuvante da destartarização convencional e do desbridamento radicular. De todos os lasers disponíveis, a absorção dos lasers Er:YAG e Er,Cr:YSGG na água é praticamente a mais elevada. Estes lasers ablacionam eficazmente todos os tecidos biológicos que contêm moléculas de água. O grupo do laser de érbio emergiu como um sistema laser promissor para indicações periodontais.

Com base na investigação limitada até à data, o laser Er:YAG é promissor como ferramenta útil para desbridar de forma segura e eficaz a superfície radicular e o tecido gengival das bolsas periodontais, e os lasers Nd:YAG, de Díodo e de Árgon têm potencial para a curetagem dos tecidos moles e a desinfeção das bolsas periodontais. O laser de Alexandrite também demonstrou caraterísticas altamente promissoras para a remoção selectiva de cálculos. Outra caraterística promissora é a capacidade da fluorescência do laser de díodo para detetar o cálculo dentário.

Embora a utilização de lasers para curetagem subgengival e remoção de cálculos no tratamento de bolsas periodontais tenha vindo a aumentar entre os profissionais, os estudos científicos que indicam resultados clínicos positivos dos lasers são ainda insuficientes. São necessários mais estudos básicos e clínicos, tais como estudos controlados e aleatórios, para elucidar os efeitos reais e a eficácia dos lasers em comparação com o tratamento convencional, bem como os efeitos secundários negativos.[17]

O laser Er:YAG foi também proposto para a manutenção do implante, tirando partido do seu efeito bactericida ou de descontaminação. A infeção peri-implantar resulta na inflamação dos tecidos moles circundantes e pode induzir a rutura do osso alveolar de suporte do implante. Está associada à presença de uma microflora subgengival, que parece ser bastante semelhante à existente nas bolsas periodontais e que contém uma grande variedade de bactérias anaeróbias Gram-negativas.

LASER	WAVE LENGTH	WAVE FORM	DELIVERY TIP	ABSORPTION	APPLICATIONS
Argron	514nm	Gated or continuous	Flexible fibre Optic system	Pigment	• Soft tissue incision • Ablation
Diode : combination of gallium and other element	635 - 980nm	Gated or Continuous	Flexible fibre optic tip contact mode	Pigment	• Soft tissue incision • Ablation • Pocket debridement • Fluorescence calculus detection
Nd:YAG	1064nm	Free running pulse	Flexible fibre optic system contact mode	Pigment and dark substances	• Soft tissue incision • Ablation • Pocket debridement
Er: YAG	2940nm	Pulsed	Water cooled fibre optic system or hollow wave guide:contact mode	Water Affinity for hydroxyapatite Haemostaiss	• Soft tissue incision • Ablation • Hard tissues use
Er,Cr :YSGG	2780nm	Pulsed	Sapphire cystal inserts, contact mode	Water	• Scaling • Soft tissue incision • Ablation • Osteoplasty • Ostectomy
Co2	10600nm	Gated or continuous	Hollow wave guide	Water and hydroxyapatite excellent hemostasis	• Soft tissue incision • Ablation • Deepithelialization of gingiva during regenerative procedures • Coagulation of graft donor site. • Root conditioning

PROCEDIMENTO DE NOVA FIXAÇÃO ASSISTIDA POR LASER

LANAP é o acrónimo de Laser Assisted New Attachment Procedure, desenvolvido pelo Dr. Gregg II e pelo Dr. McCarthy durante a década de 1990 na Califórnia, especificamente para o tratamento de pacientes com doença periodontal. O procedimento é uma melhoria do procedimento de nova fixação por excisão (ENAP). O LANAP é efectuado com o laser de Neodímio:Ítrio-Alumínio-Garnet (Nd:YAG). O Dr. Gregg II e McCarthy utilizaram o laser PerioLase MVP-7 com o LANAP para demonstrar como são estimuladas novas fixações de tecido e como o crescimento ósseo é regenerado em pacientes que sofrem de doenças periodontais. A LANAP remove seletivamente o tecido doente das bolsas infectadas, elimina mais bactérias que causam a doença do que a onda contínua ou os lasers de díodo pulsado de 810 nm, e acelera a recuperação ao ajudar a formação de coágulos para selar a ferida dentro das bolsas. O LANAP recebeu autorização da FDA em 2004.[29]

O LANAP é um procedimento passo-a-passo desenvolvido em consultório especificamente para o tratamento da periodontite moderada a avançada. Seguindo o padrão do Excisional New Attachment Procedure (ENAP), o LANAP foi concebido para remover seletivamente o tecido doente e necrótico do interior do sulco periodontal. No entanto, o LANAP utiliza um laser Nd:YAG pulsado de funcionamento livre em vez de um bisturi. Originalmente designada *por Laser-ENAP*, a LANAP evoluiu para proporcionar uma alternativa minimamente invasiva às cirurgias de retalho. A terapia laser LANAP permite-nos tratar a doença periodontal com um procedimento minimamente invasivo, que na maioria dos casos elimina a necessidade de cirurgia convencional. **O procedimento de nova fixação assistido por laser (LANAP)** é uma terapia concebida para o tratamento eficaz da periodontite através da regeneração em vez da ressecção.

A energia do laser remove seletivamente o epitélio da bolsa doente do tecido conjuntivo subjacente. O epitélio necrótico é removido do tecido conjuntivo ao nível histológico das rete pegs e rete ridges. Uma vez que a energia do laser é bastante selectiva para o epitélio da bolsa, o tecido conjuntivo subjacente é poupado, permitindo assim a cicatrização e a regeneração em vez da formação de uma bolsa selada por um epitélio juncional longo. A estimulação das células estaminais existentes promove a regeneração periodontal.[30]

O paradigma da cicatrização periodontal na ausência de barreiras de regeneração tecidual guiada (GTR) ou materiais de enxerto ósseo (aloenxertos) foi finalmente desafiado com sucesso no século XXI. Após a LANAP, a maioria dos pacientes apresenta um novo revestimento da superfície da raiz (cemento) e a formação de novo tecido conjuntivo (ligamento periodontal) (colagénio) nas raízes dos dentes, prevenindo a perda de dentes. A redução da profundidade das bolsas é excelente e comparável à obtida com as cirurgias convencionais de redução de bolsas, mas sem a recessão gengival normalmente associada à cirurgia óssea.

A LANAP consiste em quatro passos simples

1) Utilizando uma sonda periodontal, determina-se a profundidade da bolsa. Após a anestesia, é efectuada uma sondagem óssea à volta de cada dente. O objetivo é determinar áreas de defeitos ósseos que não podem ser vistos radiograficamente.

2) O laser remove então este tecido doente, enquanto o calor do laser mata as bactérias. Uma das razões para a previsibilidade deste passo está na seleção de um laser Nd:YAG pulsado de funcionamento livre com um comprimento de onda de 1064 nm e pulsado numa gama de sete

microssegundos diferentes. O comprimento de onda mais curto de 1,064 nm foi selecionado pela sua afinidade com a melanina ou pigmentação escura, ao contrário dos comprimentos de onda mais longos que são altamente absorvidos na água e teriam uma profundidade de penetração reduzida. Esta capacidade de aumentar a profundidade de penetração da energia laser com o mínimo de danos colaterais é a razão pela qual o epitélio doente pode ser seletivamente removido sem danificar o tecido subjacente, deixando os rete pegs intactos.

3) Em seguida, remover o tártaro da superfície da raiz utilizando um raspador ultrassónico e instrumentos manuais especiais. Acredita-se que a remoção do cálculo é mais fácil após a interação da energia do laser com o cálculo. A primeira interação do laser resulta na formação inicial de um mini-flap, ajudando assim ainda mais na remoção do cálculo devido à maior visibilidade e acesso ao cálculo.

4) O laser é então utilizado para limpar a bolsa mais uma vez antes de a fechar contra novas infecções. Desta vez, os parâmetros são variados para aumentar a capacidade de formação de um coágulo de fibrina para fechar a mini-abauladura e desinfetar novamente o local. A formação do coágulo de fibrina estável é significativa, uma vez que é estável durante aproximadamente 14 dias. O papel do coágulo de fibrina é manter o sulco selado contra a infiltração bacteriana e impedir o crescimento do epitélio para dentro do sulco.

O tecido gengival é comprimido contra a superfície da raiz para fechar a bolsa e para ajudar na formação e estabilização de um coágulo de fibrina. O trauma oclusal é ajustado com uma peça de mão de alta velocidade (quando apropriado) e os dentes móveis são esplintados[31] (Fig. 8).

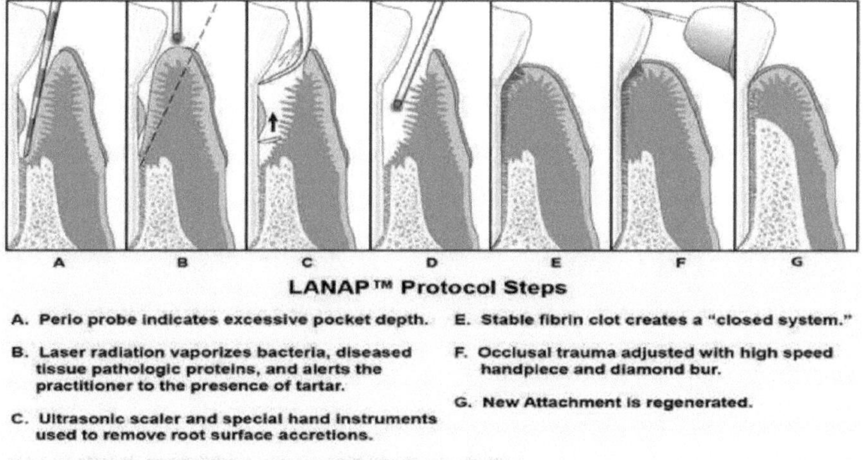

Figura 8: *Etapas do protocolo LANAP*

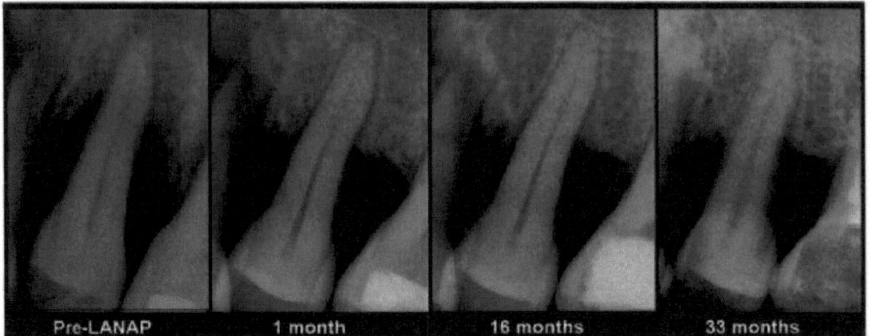

Figura 9: *Avaliação radiográfica do resultado da LANAP*

VANTAGEM DA LANAP

Penetração mais profunda - mata as bactérias para além da ponta até 1,5 mm nos túbulos dentinários

Ablação foto-térmica selectiva de tecido inflamado vermelho

Bactericida especialmente para bactérias de pigmentação negra

Neutraliza as endotoxinas na raiz e nos tecidos

Bioestimulação de células estaminais no ligamento periodontal para promover a regeneração

Hemostasia

Menos recessão

Muito menos sensibilidade

DESVANTAGEM DA LANAP

Formação especializada e precauções de segurança necessárias

O equipamento é relativamente caro

Um atraso inicial na cicatrização dos tecidos moles

Não pode ser utilizado sobre osso ou amálgama

Não é adequado para o alongamento da coroa com procedimentos de recontorno ósseo e enxerto gengival.

CAPÍTULO 9

VANTAGENS E DESVANTAGENS

VANTAGENS

1. Danos mínimos nos tecidos circundantes. Excelente cicatrização de feridas

2. O efeito hemostático ao selar os vasos sanguíneos com um diâmetro inferior a 1 mm torna o campo cirúrgico menos sanguíneo, permitindo uma excelente visibilidade e uma remoção precisa dos tecidos.

3. Precisão na destruição dos tecidos devido à boa visualização dos planos dos tecidos por meio de um microscópio operatório, o que permite um controlo preciso, juntamente com a iluminação e a ampliação do campo operatório

4. A redução da inflamação e do edema pós-operatórios devido à selagem dos vasos linfáticos resulta num menor edema da ferida.

5. Pouca cicatriz pós-operatória, resultando em pouca induração ou restrição dos movimentos dos tecidos moles intra-orais e a área cicatrizada é macia à palpação.

6. Não é necessário pressionar ou suturar para fechar a ferida.

7. O tempo de operação é reduzido ou pode ser efectuada uma destruição imediata do tecido.

8. Esterilização da ferida devido à redução da quantidade de microorganismos expostos à radiação laser.

9. O tecido excisado a laser está disponível para exame histológico.

10. Requer um mínimo de instrumentação e de manuseamento do tecido circundante.

11. Qualquer recidiva da lesão pode ser facilmente tratada.

12. Capacidade do cirurgião para, com a utilização de lasers, visualizar a remoção de uma lesão e determinar com exatidão a profundidade do tecido anormal a ressecar durante o procedimento cirúrgico.

13. Não há radiação ionizante que provoque mutações celulares, como acontece com os raios X ou os raios gama.[18]

DESVANTAGENS

14. O feixe de laser pode ferir o doente ou o operador através do feixe direto ou da luz

reflectida, causando queimaduras na retina.

15. Exposição do laser à superfície dos dentes, quer acidental quer intencional, causando danos pulpares irreversíveis.

16. A anestesia geral é normalmente necessária para os doentes submetidos a tratamento com laser na boca.

17. Se um feixe de laser atingir um tubo anestésico combustível que esteja a transportar gases anestésicos, este inflamar-se-á e poderá ser fatal.

18. Atraso na cicatrização e na ferida devido à coagulação dos vasos sanguíneos e linfáticos e também devido ao atraso na regeneração epitelial.[19]

19. Perda de feedback tátil na incisão do instrumento laser.

20. Podem ser utilizadas soluções aquosas para a preparação e os tecidos devem ser secos, uma vez que
reduz a eficiência do laser.

21. A remoção dos tecidos moles que recobrem o osso pode danificar o osso subjacente e provocar um atraso na cicatrização e o sequestro de fragmentos ósseos desvitalizados.

22. A sua disponibilidade apenas em hospitais.

23. É necessária uma pessoa com formação específica para a operação.

24. Custo elevado do equipamento.

25. Os médicos e os doentes podem estar em risco devido à exposição ao fumo do laser. O fumo do laser pode conter carcinogéneos, irritantes, poeiras, vírus e esporos bacterianos, dependendo do procedimento. Contém também monóxido de carbono, hidrocarbonetos poliaromáticos, vários gases tóxicos e substâncias químicas como o formaldeído, o cianeto de hidrogénio e o benzeno.

CAPÍTULO 10

LASERS UTILIZADOS EM MEDICINA DENTÁRIA

1) O LASER RUBI

A investigação sobre laser dentário começou em 1963 na Faculdade de Medicina Dentária da Universidade da Califórnia em Los Angeles. Tal como a maioria das primeiras investigações sobre laser dentário, o interesse centrou-se nos efeitos térmicos do laser de rubi nos tecidos duros dentários e nos materiais de restauração. Relataram o desenvolvimento de crateras e a fusão vítrea do esmalte, bem como a penetração e carbonização da dentina após um único impulso de milissegundos do laser de rubi a 500 - 2000 J/cm .[2]

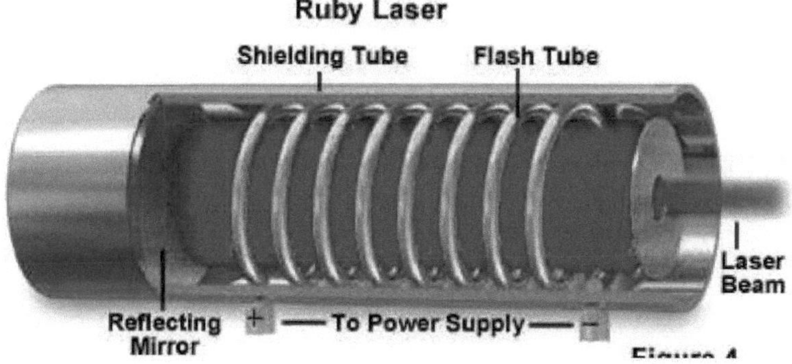

Figura 10: *Laser de rubi*

O primeiro relato de exposição a laser num dente humano vital surgiu em 1965, quando o médico Leon Goldman aplicou dois impulsos de um laser de rubi no dente do seu irmão, Bernard, que era dentista. De acordo com o seu relatório, o primeiro paciente com laser dentário não sentiu qualquer dor e apenas sofreu danos superficiais na coroa. Infelizmente, os resultados de outras investigações dentárias iniciais com o laser de rubi não foram tão prometedores. No final da década de 1960, a maioria dos investigadores dentários concordou que eram necessários níveis de energia excessivamente elevados para a remoção da estrutura dentária através do laser de rubi, o que resultaria em danos térmicos graves nos tecidos vitais da cavidade oral.

2) LASER DE POTÁSSIO-TITANIL-FOSFATO (KTP)

O laser KTP é um laser Nd:YAG com dupla frequência, que produz um feixe verde visível de 532 nm através da passagem da saída do laser Nd:YAG por um cristal de potássio-titanil-fosfático. É absorvido pela hemoglobina e pelo pigmento melanina. A penetração nos tecidos do laser KTP é de 1-3 mm.

3) LASER DE HÉLIO-NÉON (HE-NE)

O gás hélio é utilizado como meio ativo no laser de hélio-neão, produzindo um feixe vermelho visível de 632,8 nm. É bem absorvido pela hemoglobina e pelo pigmento melanina. Na maioria dos casos, é utilizado como feixe de mira para o laser de CO_2 e o laser de Nd:YAG.

4) LASER DE HÓLMIO: YAG

O meio de laser é uma barra de cristal de ítrio, alumínio e granada (Ho:YAG) dopada com hólmio, fabricada pelo homem. Em conjunto com o érbio e o túlio, isto aumenta a eficiência do bombeamento ótico do hólmio. Emite radiação na banda do infravermelho médio do espetro eletromagnético, com um comprimento de onda de 2,1µm. A sua fonte de energia que excita o cristal é uma lâmpada de flash de alta intensidade. Este laser emite radiação pulsada com uma duração de 250 microssegundos. A repetição de impulsos pode variar entre 8 e 20 impulsos por segundo. A energia do impulso varia de 0,6 a 2J. Este comprimento de onda tem a capacidade de ser transmitido através de uma fibra ótica (quartzo) e a radiação é emitida para os tecidos num modo de feixe sem contacto. O feixe laser de hólmio-YAG neste comprimento de onda é invisível; está incorporado no sistema um feixe de hélio-néon. A absorção de água deste comprimento de onda é 1/16 da absorção de um laser de CO_2, pelo que pode ser facilmente utilizado através de um meio salino ou de Ringer com lactato. É um excelente laser para o cirurgião oral e maxilofacial na cirurgia artroscópica da articulação temporomandibular, para além das suas outras utilizações nos tecidos moles orais

5) CAMADA DE DIÓXIDO DE CARBONO

Caraterísticas

O laser de CO_2 é um laser de meio ativo gasoso que incorpora um tubo selado contendo uma mistura gasosa com moléculas de CO_2 bombeadas através de uma corrente de descarga eléctrica. A energia luminosa, cujo comprimento de onda é de 10 600 nm, situa-se na extremidade da porção invisível não ionizante do infravermelho médio do espetro e é emitida através de um guia de ondas tipo tubo oco em modo contínuo ou pulsado.

Este comprimento de onda é bem absorvido pela água, ficando atrás apenas da família do érbio. Pode cortar e coagular facilmente os tecidos moles, com uma profundidade de penetração reduzida, o que é importante no tratamento de lesões das mucosas. Uma vez que este comprimento de onda foi um dos primeiros a ser utilizado em cirurgias médicas gerais, existem numerosos artigos publicados que comprovam a sua eficácia.[9]

O laser de CO_2 não pode ser fornecido numa fibra ótica convencional. Os produtos norte-americanos utilizam um guia de ondas oco com uma peça de mão e pontas acessórias. A energia do laser é conduzida através do guia de ondas e é focada no local da cirurgia sem contacto. A perda da sensação tátil pode representar uma desvantagem para o cirurgião, mas a ablação do tecido pode ser precisa com uma técnica cuidadosa. [9] A divergência do feixe para além do ponto focal resulta numa rápida perda de densidade de potência e protege os tecidos subjacentes, causando apenas a desnaturação e coagulação das proteínas. Os vasos sanguíneos no tecido circundante até um diâmetro de 0,5 mm são selados. Assim, uma das principais vantagens da cirurgia com laser de CO2 em relação ao bisturi é a hemostase e um campo relativamente seco para uma melhor visibilidade.[26]

As lesões de grandes dimensões podem ser tratadas com um simples movimento para a frente e para trás; o procedimento é rápido porque não é necessário tocar no tecido. O modo sem contacto tem assim uma vantagem no tratamento de estruturas orais móveis, como a língua e o pavimento da boca. Após a conclusão da cirurgia, muitos médicos utilizam um feixe desfocado para colocar uma ligadura biológica chamada escara na superfície da ferida.

Este comprimento de onda tem a absorção mais elevada na hidroxiapatite, em comparação com qualquer laser dentário, e é cerca de 1000 vezes superior ao do érbio. Por conseguinte, a estrutura dentária adjacente a um local cirúrgico de tecidos moles tem de ser protegida do feixe de laser incidente; normalmente, um instrumento metálico colocado no sulco proporciona essa proteção.

Uma vez que o laser de CO2 (10600nm) produz danos térmicos graves, como fissuras, fusão e carbonização, quando aplicado em tecidos duros, a sua utilização tem sido limitada aos tecidos moles. Embora o coeficiente de absorção de água do laser de CO2 seja aproximadamente um décimo do do laser de Er:YAG, continua a apresentar um nível relativamente elevado. Considerando apenas o coeficiente de absorção de água, podemos assumir que o laser de CO2 demonstra, até certo ponto, uma ablação de tecidos duros semelhante à do laser de Er:YAG. No entanto, o laser de CO2 é também altamente absorvido pelos principais componentes minerais do tecido duro, especialmente os iões de fosfato na hidroxiapatite carbonatada. A energia aplicada é facilmente absorvida no tecido duro, mas provoca uma acumulação instantânea de calor nos componentes inorgânicos irradiados, resultando na carbonização dos componentes orgânicos e na fusão dos inorgânicos, em vez do colapso físico do tecido duro mediado pela água observado na irradiação com laser de Er:YAG.

No entanto, a investigação em curso que utiliza dispositivos experimentais com impulsos extremamente curtos mostra resultados favoráveis para a modificação da superfície e o reforço do esmalte dentário para aumentar a resistência à cárie.

O laser de CO2 é absorvido na superfície do tecido com muito pouca dispersão ou penetração. Uma vez que a ablação se deve principalmente à ação da geração de calor, a carbonização ocorre facilmente na superfície irradiada, mas o calor produzido não se dispersa. Por conseguinte, o laser de CO2 produz uma camada relativamente fina de tecido termicamente alterado (coagulação) à volta do local ablacionado.

A largura da camada coagulada foi relatada como sendo de 100-300 µm numa incisão de pele de porco com o laser de CO2 de modo contínuo a 6 W.[17,22] A penetração tecidular desta irradiação laser será de aproximadamente 0,5 mm de profundidade, dependendo da densidade de potência.[2] No domínio da periodontia, existem vários relatórios sobre a aplicação do laser para gengivectomia e gengivoplastia desde o final da década de 1980.[23,24,25]

A transmissão do laser de CO2 através de fibras ópticas era muito difícil e, por isso, o sistema de laser de CO2 utilizava anteriormente sistemas de espelhos com braços articulados para a emissão do feixe laser. Recentemente, foram desenvolvidos novos sistemas flexíveis de transmissão através de fibras ópticas e sistemas de guia de ondas em tubo oco, juntamente com o desenvolvimento de pontas de contacto. Estes avanços podem tornar possível, num futuro próximo, a utilização do laser de CO2 nas bolsas periodontais.[17]

Os lasers de CO2 têm sido utilizados há décadas em procedimentos cirúrgicos devido à sua rapidez e eficiência no corte de tecidos moles. Também oferecem um forte efeito hemostático e bactericida e criam uma profundidade de penetração mínima, reduzindo os danos térmicos laterais. Os primeiros dispositivos produziam um elevado grau de carbonização devido às elevadas densidades de energia criadas. No entanto, os modelos pulsados mais recentes reduzem a densidade de energia para entre 180 e 300 mJ/cm2, fornecida a uma velocidade média de 400 a 800 microssegundos. Isto cria menos carbonização e carbonização do tecido e melhora a velocidade de trabalho e a eficiência do laser de CO2.

O laser de CO2 é seguro à volta dos implantes porque a energia é absorvida pela água e não pelos pigmentos. Ao afetar a água intracelular das bactérias, o comprimento de onda do CO2 pode tratar com segurança e eficácia a peri-implantite e a mucosite, uma vez que a energia não é absorvida pela superfície do implante.

As propriedades hemostáticas do laser de CO2 são excelentes, permitindo ao médico visualizar melhor o campo cirúrgico, diminuindo frequentemente o tempo de procedimento e as complicações pós-operatórias.

Aplicações periodontais do laser de CO2:

Cirurgias de tecidos moles intra-orais e de implantes

Remoção da pigmentação da melanina gengival

Tratamento da peri-implantite

Descontaminação da superfície do implante

Desepitelização da gengiva durante os procedimentos regenerativos

Alongamento de coroas de tecidos moles

Frenectomia/ frenotomia

Gengivectomia e gengivoplastia

6) LASER de Nd:YAG

Caraterísticas

O laser Nd:YAG é um laser de ondas pulsadas de funcionamento livre com um comprimento de onda de 1.064 nm. Ao contrário dos lasers de CO2 e Er:YAG, o laser de Nd:YAG tem baixa absorção na água, e a energia dispersa-se ou penetra nos tecidos biológicos. Na água, o laser Nd:YAG penetrará teoricamente a uma profundidade de 60 mm antes de ser atenuado para 10% da sua potência original.[26]

A energia é dispersa nos tecidos moles em vez de ser absorvida no tecido, como acontece com a energia do laser de CO2. No entanto, uma vez que este comprimento de onda é atraído pelas cores, em tecidos moles muito pigmentados, como a pele, o efeito de dispersão com o laser Nd:YAG é cerca de duas vezes superior ao de absorção. Este efeito de aquecimento com o laser Nd:YAG é ideal para a ablação de tecido anormal potencialmente hemorrágico e para a hemostase de pequenos capilares e vasos venosos muito pequenos. No entanto, o efeito de dispersão aumenta a dificuldade de avaliar a profundidade de penetração, particularmente em tecidos de cor clara, uma vez que a aparência da superfície do tecido não é um indicador fiável de danos térmicos. A profundidade de penetração foi estimada em 2±1 mm em tecidos moles.[27]

O efeito foto-térmico do laser Nd:YAG é útil para a cirurgia de tecidos moles. Devido às caraterísticas de penetração e termogénese, o laser de Nd:YAG produz uma camada de coagulação relativamente espessa na superfície dos tecidos moles, apresentando assim uma forte hemostase. Por conseguinte, o laser Nd:YAG é basicamente eficaz para a ablação de tecidos moles potencialmente hemorrágicos. A largura da camada de coagulação foi de 0,3-0,8 mm numa incisão de tecido mole oral bovino in vitro a 3-10 W.

Em medicina dentária, a cirurgia de tecidos moles utilizando o laser Nd: YAG tem sido amplamente aceite. Em 1990, a FDA aprovou a remoção de tecidos moles por meio de um laser Nd:YAG pulsado. White et al. em 1991 utilizaram com sucesso o laser Nd:YAG para aplicação intra-oral de tecidos moles sem anestesia e com hemorragia mínima em comparação com a cirurgia com bisturi.[26]

É fácil aplicar o laser Nd:YAG através de uma fibra ótica flexível com uma ponta de contacto de 400 μm (diâmetro do núcleo: 320 μm) adequada para a inserção na bolsa. Foi efectuada investigação básica e ensaios clínicos sobre curetagem de bolsas periodontais e desbridamento da superfície radicular. Em 1997, a FDA aprovou o desbridamento sulcular através de um laser Nd:YAG pulsado.

O laser Nd:YAG não é adequado para a ablação de tecidos duros intactos. No entanto, a remoção de cáries com este laser é possível até certo ponto. White et al. relataram um procedimento seguro e eficaz para a remoção selectiva de cáries de esmalte com o laser de Nd:YAG, e a FDA aprovou a remoção de cáries de esmalte (primeiro grau) utilizando um laser de Nd:YAG em 1999. Como o laser Nd:YAG é bem absorvido por substâncias escuras, a tinta da china ou outros tipos de pigmento preto são frequentemente aplicados para aumentar a eficiência da ablação.

O laser Nd:YAG tem uma série de desvantagens, no entanto tem a maior profundidade de penetração de todos os sistemas laser cirúrgicos dentários disponíveis, o que significa que os tecidos sob a superfície são expostos à energia laser. Este facto é motivo de preocupação devido ao risco de danos colaterais indesejados, especialmente no osso subjacente ou na polpa dentária, bem como à morbilidade pós-operatória associada.

Além disso, a localização reduzida da energia na superfície do tecido torna a vaporização do tecido mole com um laser Nd:YAG mais lenta do que com um comprimento de onda de laser mais bem absorvido, como os produzidos pelo laser de CO2. A vaporização do tecido pode exigir um tempo de atraso até que ocorra o ponto de ativação (ou seja, o ponto em que o tecido começa a vaporizar). Para melhorar a absorção superficial da energia, alguns recomendam a aplicação tópica de corantes negros fotoabsorventes no tecido.[28]

O laser Nd:YAG apresenta uma absorção mínima dos tecidos à superfície e uma penetração máxima, o que permite a coagulação dos tecidos em profundidade. Romanos referiu que a maioria dos procedimentos pode ser efectuada sem anestesia local porque a duração do impulso é inferior ao tempo necessário para iniciar um potencial nervoso.

O laser Nd:YAG é eficaz na produção de coagulação e hemostase mas, devido à sua profundidade de penetração de até 4 mm, tem o maior potencial para danificar tecidos moles e duros, bem como a superfície do implante. A utilização do laser Nd:YAG não é considerada segura para procedimentos relacionados com implantes ou cirurgia peri-implantar.

Aplicações periodontais do laser Nd:YAG :

1. Incisões para retalhos
2. Incisões para drenagem de abcessos
3. Curetagem da bolsa periodontal e desbridamento da superfície radicular
4. Cirurgias de tecidos moles intra-orais e de implantes

7) LASER Er:YAG

Caraterísticas

O laser Er:YAG foi introduzido em 1975 por Zharikov et al. como um laser de estado sólido que gera uma luz com um comprimento de onda de 2.940 nm.[32] O meio ativo deste laser é um cristal sólido de granada de ítrio-alumínio dopado com érbio. De todos os lasers que emitem na gama espetral do infravermelho próximo e médio, a absorção do laser Er:YAG na água é a maior, porque o seu comprimento de onda de 2,940 nm coincide com a grande banda de absorção da água.

O coeficiente de absorção de água do laser Er:YAG é teoricamente 10 vezes superior ao do CO2 e 15000-20000 vezes superior ao dos lasers Nd:YAG.[32] Além disso, como parte do componente de apatite, os grupos OH mostram uma absorção relativamente alta em 2.940 nm, embora a absorção máxima seja de cerca de 2.800 nm. Uma vez que o laser Er:YAG é bem absorvido por todos os tecidos biológicos que contêm moléculas de água, este laser é indicado não só para o tratamento de tecidos moles, mas também para a ablação de tecidos duros.

Em medicina dentária, o laser Er:YAG pulsado de funcionamento livre já foi utilizado clinicamente para a remoção de cáries e preparação de cavidades e para o tratamento de tecidos moles. A FDA aprovou o laser Er:YAG pulsado para o tratamento de tecidos duros, como a remoção de cáries e a preparação de cavidades, em 1997, inalterado para cirurgia de tecidos moles e desbridamento sulcular em 1999 e para cirurgia óssea em 2004.

Devido à sua elevada absorção pela água, ocorre uma menor degeneração dos tecidos com uma interação superficial muito fina após a irradiação com o laser Er:YAG. Além disso, o aumento da temperatura é mínimo na presença de irrigação com água, o que torna a preparação de tecidos duros, a remoção de cáries e o tratamento de descamação facilmente possíveis com este laser, sem qualquer carbonização.[33,34] Devido às suas caraterísticas de esterilização e de ablação de tecidos moles, este laser pode ser utilizado como uma faca laser suave, apesar de não ser capaz de proporcionar uma hemostase adequada.[35,36]

Foi também referido que não foi produzida qualquer camada de smear layer na superfície irradiada com laser Er:YAG, em contraste com a destartarização manual e o planeamento radicular, após os quais é frequentemente observada uma camada de smear layer. Este facto sugere uma possível vantagem da terapia periodontal com laser, uma vez que a presença de smear layer tem sido relatada como prejudicial para a cicatrização do tecido periodontal, potencialmente inibindo ou retardando a reintegração das células na superfície da raiz. Além disso, o cemento radicular e a dentina tratados com laser de Er:YAG sob refrigeração a água estavam isentos de subprodutos tóxicos, como o cianato e a cianamida, que foram observados na superfície irradiada pelo laser de CO2. Estas substâncias tóxicas podem inibir a recolocação e a migração dos fibroblastos.

A elevada absorção do laser Er:YAG na água minimiza as influências térmicas nos tecidos circundantes durante a irradiação. Quando o laser Er:YAG foi utilizado para uma incisão de pele de porco num modo sem contacto, verificou-se a formação de uma camada termicamente alterada de apenas 10-50 μm. No caso de procedimentos em tecidos duros, é inevitável algum grau de geração de calor com o laser de Er:YAG, uma vez que o laser de Er:YAG emite na região infravermelha e os tecidos duros têm um teor de água muito baixo.[32]

No entanto, a utilização de água de arrefecimento minimiza a geração de calor, arrefecendo a área irradiada e absorvendo a energia laser excessiva. Além disso, um jato de água facilita a ablação de tecidos duros, mantendo o alvo húmido. Foi referido que a irradiação com laser Er:YAG utilizando irrigação com água produz uma camada alterada de 5-15 μm de largura nas superfícies de cemento e dentina.

Espera-se que o laser de érbio, crómio dopado com ítrio, escândio e gálio (Er,Cr:YSGG), com um comprimento de onda de 2780 nm, e o laser de érbio dopado com ítrio, escândio e gálio (Er:YSGG), com um comprimento de onda de 2790 nm, que são mais absorvidos pelos iões OH do que pelas moléculas de água, tenham um desempenho semelhante ao do laser de Er:YAG.

MECANISMO DE ABLAÇÃO DOS TECIDOS COM O LASER DE Er:YAG

Foi proposto um mecanismo de ablação de tecidos biológicos com o laser Er:YAG, com base nas propriedades ópticas do seu comprimento de onda de emissão e nas caraterísticas morfológicas da superfície ablacionada pelo laser Er:YAG. Durante a irradiação com o laser de Er:YAG, a energia do laser é absorvida seletivamente pelas moléculas de água e pelos componentes orgânicos hidratados dos tecidos biológicos, provocando a evaporação da água e dos componentes orgânicos, o que resulta em efeitos térmicos devido ao calor gerado por este processo ("evaporação fototérmica"). Além disso, nos procedimentos em tecidos duros, a produção de vapor de água induz um aumento da pressão interna no tecido, resultando numa expansão explosiva denominada "microexplosão".[26]

Estes efeitos dinâmicos provocam o colapso mecânico dos tecidos, resultando numa ablação "termomecânica" ou "fotomecânica". Este fenómeno também tem sido referido como "ablação explosiva mediada pela água".

Durante a irradiação com laser de Er:YAG, a energia do laser é absorvida seletivamente pelas moléculas de água e pelos componentes orgânicos hidratados dos tecidos duros biológicos e provoca a evaporação da água (evaporação fototérmica). Além disso, no caso dos tecidos duros, o vapor produz um aumento da pressão interna que conduz a microexplosões e ao consequente colapso mecânico do tecido (ablação termomecânica ou fotomecânica).

A irradiação com laser Er:YAG produz uma camada alterada muito fina na superfície ablacionada, que consiste em duas subcamadas distintas: uma camada superficial, significativamente alterada, e uma camada mais profunda, menos afetada (intermédia). Na camada superficial diretamente irradiada, a microfissuração, a desorganização e a ligeira recristalização da apatite original e a redução da matriz orgânica circundante são evidentes após a microexplosão, enquanto a camada intermédia, que recebe menos energia, sofre principalmente os efeitos da acumulação de energia, como o calor e a microexplosão subsequente. A camada profunda sob a camada intermédia não apresenta alterações.[26]

O laser de Er:YAG não provoca a carbonização da superfície radicular irradiada, mas foi demonstrado que a superfície ablacionada se torna calcária após a secagem devido a micro-irregularidades na superfície lased. Foi relatado que a superfície do cálculo tratado com laser de Er:YAG sob refrigeração com água apresenta um aspeto micro-irregular sem fusão e carbonização, provavelmente devido aos efeitos da ablação mecânica.

APLICAÇÕES CLÍNICAS DO LASER ER:YAG :

1) Remoção da melanina gengival e da descoloração gengival

A cor normal da gengiva é rosa. A hiperpigmentação gengival é maioritariamente causada pela deposição fisiológica de melanina pelos melanócitos. Em pacientes com um ***"sorriso gengival"***, esta pigmentação causa um problema estético. Os métodos para remover esta pigmentação podem variar, mas parece que o procedimento mais fiável e satisfatório é a ablação por laser. O laser Er:YAG é capaz de uma excelente ablação de tecidos moles, o que o torna adequado para este tipo de remoção de pigmentação.[29] Num estudo realizado por Azzeh et al em 2007, foram incluídos no estudo seis doentes brancos com queixas de hiperpigmentação gengival castanha-escura a preta. A ablação por laser foi efectuada com um laser Er:YAG, com uma definição de 250 mJ e 15 Hz, com água e ar num modo desfocado sem anestesia tópica ou local. Em todos os doentes, não se registaram complicações em termos de dor, desconforto e hemorragia e não foi observada qualquer recorrência durante o período de seguimento, que variou entre 6 e 18 meses. Os resultados clínicos indicaram uma ablação segura e eficaz da pigmentação por melanina.[32] Além disso, o laser Er:YAG foi utilizado para a remoção de descoloração gengival anormal, nomeadamente tatuagens metálicas. Suspeita-se que os procedimentos de tratamento dentário ou os materiais de restauração causem este tipo de descoloração.

Um relato recente indicou que esse tipo de gengiva descolorida continha sulfato de prata, sulfato de estanho e pedaços de ferro, conforme observado por microscopia eletrônica de varredura. Aparentemente, o ferro deve ter sido originado de instrumentos de aço cortantes, uma vez que não é um componente da liga de prata e, sem a remoção cirúrgica dos tecidos gengivais contendo os fragmentos, a descoloração ainda permanecerá.[85] Foi relatada a possibilidade de remoção eficaz da gengiva descolorida juntamente com fragmentos metálicos, utilizando um laser Er:YAG, sem dor ou recessão gengival.

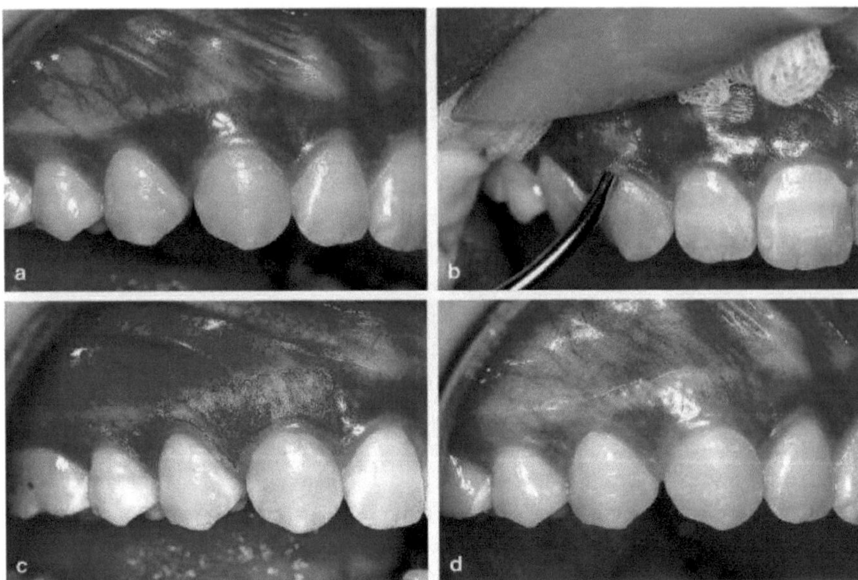

Figura 11: *Remoção da hiperpigmentação da melanina gengival com laser Er:YAG. (a) Tecido gengival com uma faixa de pigmentação antes da cirurgia. (b) Irradiação com laser Er:YAG a 27 mJ/pulso e 20-30 Hz com spray de água sob anestesia tópica para remoção da hiperpigmentação melânica. (c) Imediatamente após a cirurgia. Remoção efectiva do tecido gengival pigmentado sem danos térmicos importantes, como a carbonização e a coagulação. (d) Cicatrização favorável do local tratado 1 semana após o procedimento (Fig. 6) hiperpigmentação por melanina. (c) Imediatamente após a cirurgia. Remoção efectiva do tecido gengival pigmentado sem grandes danos térmicos, como a carbonização e a coagulação. (d) Cicatrização favorável do local tratado 1 semana após o procedimento (Fig. 11)*

2) Aplicação de tecido ósseo

A aplicação do laser Er:YAG no osso em cirurgia oral e periodontal não é muito comum. Existem poucos relatos sobre o uso desse laser para ablação óssea. Nelson et al. relataram que o laser Er:YAG abla o osso de forma eficaz com danos térmicos mínimos nos tecidos adjacentes.[32] A capacidade de remoção de tecido ósseo com alterações químicas e morfológicas mínimas nas superfícies irradiadas e circundantes foi demonstrada anteriormente.

Foi observado um padrão irregular típico, que consistia em apatitas biológicas rodeadas por matriz orgânica, no osso irradiado, o que pode ter ajudado a uma cicatrização sem intercorrências. Sasaki et al. mostraram, histologicamente, uma fina camada alterada produzida pelo laser Er:YAG na superfície óssea da calvária de ratos irradiados. A morfologia irregular do osso após a irradiação e a ausência de substâncias tóxicas podem ter promovido a adesão de proteínas plasmáticas durante as fases iniciais da cicatrização. Por outro lado, o osso ablacionado com laser de CO2 mostrou efeitos térmicos extensos.

Num outro estudo do nosso grupo de investigação, Pourzarandian et al. demonstraram que a cicatrização óssea inicial após irradiação com laser de Er:YAG ocorreu mais rapidamente do que após perfuração mecânica com broca e irradiação com laser de CO_2 em ratos, observada por microscopia eletrónica de luz e de transmissão.

Foi demonstrado que este sistema laser é útil para a ablação óssea e o recontorno ósseo durante a cirurgia periodontal. É possível que o osso seja bioestimulado após a irradiação com laser de Er:YAG, mas é necessário realizar mais experiências para elucidar o mecanismo exato da irradiação com laser de Er:YAG no tecido ósseo.

3) Remoção de tecido de granulação

Em 1995, Williams et al. utilizaram o laser de CO_2 para a remoção de tecido de granulação e tecido conjuntivo de crateras interproximais. Sasaki et al. sugeriram a possibilidade de remoção de tecido de granulação com laser Er:YAG durante a cirurgia de retalho periodontal. Embora possa ser uma ferramenta promissora para a remoção de tecido de granulação em locais de bolsas periodontais, parece não haver nenhum estudo clínico utilizando o laser Er:YAG. É necessária mais investigação para demonstrar a eficácia da remoção do tecido de granulação sem qualquer dano térmico no tecido adjacente, incluindo o osso alveolar e as superfícies radiculares.

4) Manutenção dos implantes

O laser Er:YAG foi também proposto para a manutenção de implantes, tirando partido do seu efeito bactericida, simplicidade técnica e ausência de dor e edema pós-operatórios. A infeção peri-implantar resulta na inflamação dos tecidos moles circundantes e pode induzir a rutura do osso de suporte do implante. Está associada à presença de uma microflora subgengival, que é bastante semelhante à das bolsas periodontais e contém uma grande variedade de bactérias anaeróbias Gram negativas.

Kreisler et al. demonstraram in vitro o elevado potencial bactericida do laser Er:YAG em implantes de titânio com diferentes caraterísticas de superfície. Matsuyama et al. efectuaram o desbridamento da superfície do pilar do implante com este laser e relataram uma remoção eficaz da placa bacteriana e do cálculo sem danificar a superfície. Também Kreisler et al., em 2002, observaram uma geração de calor não excessiva nas superfícies dos implantes e uma descontaminação eficaz com o laser de Er:YAG.

2002 observou uma geração de calor não excessiva nas superfícies dos implantes e uma descontaminação eficaz com o laser Er:YAG.

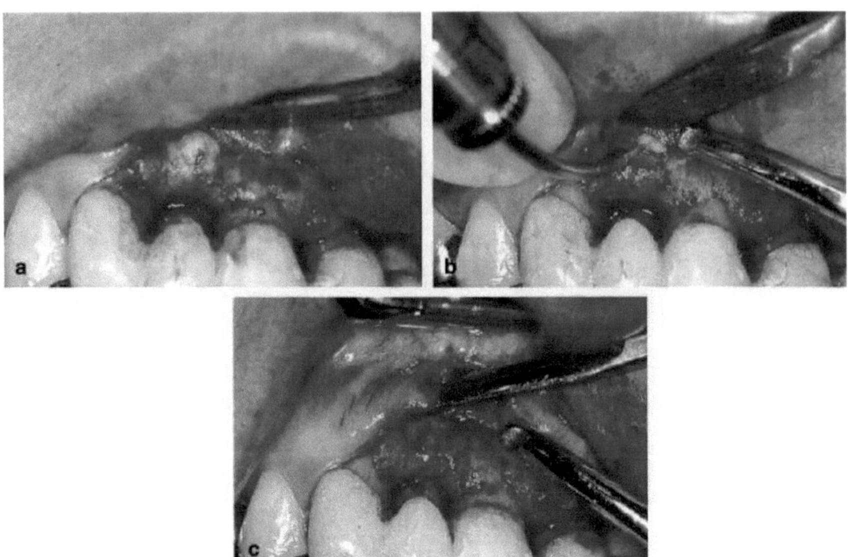

Figura 12: *Cirurgia óssea com laser Er:YAG. (a) Exostose antes da ressecção. (b) Remoção da exostose por irradiação com laser de Er:YAG a 100 mJ/pulso e 10 Hz com spray de água salina. (c) Local imediatamente após a remoção efectiva da exostose*

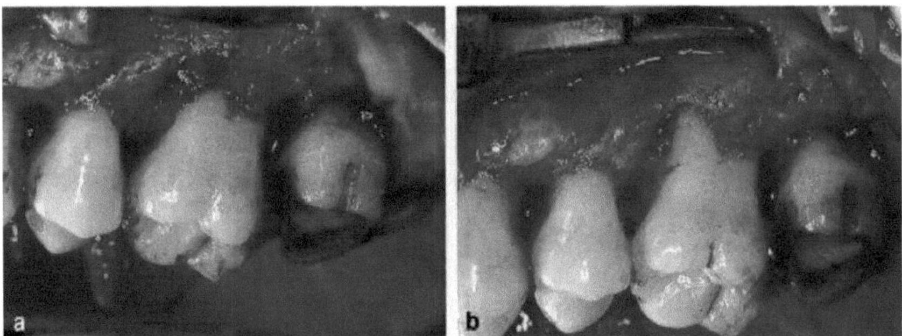

Figura 13: *Desbridamento do tecido de granulação utilizando o laser Er:YAG com irrigação de água durante a operação do retalho. (a) Presença de tecidos de granulação em defeitos ósseos verticais. (b) Remoção efectiva de tecido de granulação de defeitos ósseos verticais após desbridamento com laser Er:YAG a 100 mJ/pulso e 10 Hz com irrigação de água salina*

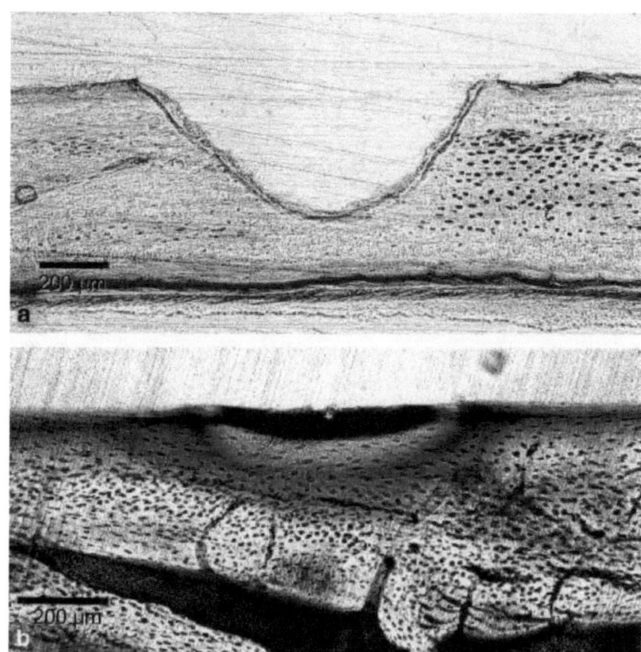

Figura 14: *Observação histológica por microscopia ótica da superfície óssea após irradiação com laser. (a) Fotomicrografia histológica após irradiação com laser Er:YAG a 100 mJ/pulso e 10 Hz (1 W) sob irrigação com água. Aspeto de sulco e fina camada alterada da superfície óssea irradiada. (b) Fotomicrografia histológica após irradiação com laser de CO2 a 1 W. Efeito térmico extenso produzido na superfície óssea. É evidente uma camada escura carbonizada. De Sasaki et al. Análise ultra-estrutural do tecido ósseo irradiado por laser Er:YAG.*

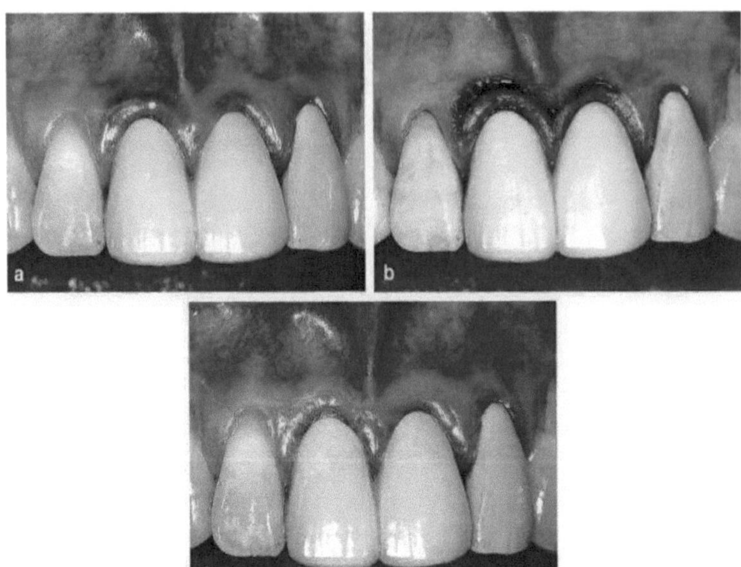

Figura 15: *Remoção de descoloração gengival anormal, nomeadamente tatuagens metálicas, utilizando um laser Er:YAG em combinação com um microscópio cirúrgico. (a) Tatuagens metálicas na área marginal dos incisivos centrais antes do tratamento. (b) Local de tratamento imediatamente após a irradiação a 40 mJ/pulso e 30 Hz com spray de água sob anestesia local. (c) Quatro semanas após a remoção. Remoção efectiva da gengiva descolorida sem qualquer recessão.*

DIFERENTES CARACTERÍSTICAS DO ÉRBIO E DO

LASERS **DE NEODÍMIO:YAG32**

	ERBIUM:YAG LASER	ND:YAG LASER
Wavelength	2940nm infrared	1060nm infrared
Body interaction	Surface absorption type	Deep penetration type
Ablation type	Photo-mechanical ablation (Disintegration by heat expanded	Photo-thermal ablation
Characteristics	Very thin surface interaction Absorbance rate is about 10 times higher than that of CO2 laser Less temperature rise with water irrigation Hard tissue preperation	The laser penetrates into water to a depth of 60 mm Scattering in soft tissues Causing „cooking effect"
Advantage	Applicable to both hard and soft tissues No carbonization Easy to perform scaling and caries treatment Sterilization effect	Best suited for primary coagulative properties Selective and fine cutting with contact probes Optically transmittable fiber
Disadvantage	Less hemostasis	Difficulty in judging the depth of penetration

8) LASERS DE DIODO

Caraterísticas

O laser de díodo é um laser semicondutor de estado sólido que utiliza normalmente uma combinação de gálio (Ga), arsenieto (Ar) e outros elementos como o alumínio (Al) e o índio (In) para transformar energia eléctrica em energia luminosa. A gama de comprimentos de onda é de cerca de 800-980 nm. O laser é emitido em modos de onda contínua e de pulsação fechada, e é normalmente utilizado num método de contacto que utiliza um sistema flexível de fornecimento de fibra ótica.[26] A luz laser a 800-980 nm é pouco absorvida pela água, mas muito absorvida pela hemoglobina e outros pigmentos.[37]

Uma vez que o díodo não interage basicamente com os tecidos duros dentários, o laser é um excelente laser cirúrgico para tecidos moles, indicado para cortar e coagular a gengiva e a mucosa oral, para curetagem de tecidos moles ou desbridamento sulcular.[17] A FDA aprovou a cirurgia de tecidos moles orais em 1995 e o desbridamento sulcular em 1998 através de um laser de díodo (GaAlAs 810 nm).[26]

O laser de díodo exibe efeitos térmicos utilizando o efeito de "ponta quente" causado pela acumulação de calor na extremidade da fibra, e produz uma camada de coagulação relativamente espessa na superfície tratada. A utilização é bastante semelhante à electrocauterização.[26] É utilizado para a remoção de tecidos moles em modo de contacto, dando uma sensação tátil semelhante à da eletrocirurgia.

A penetração nos tecidos de um laser de díodo é inferior à do laser de Nd:YAG, ao passo que a taxa de geração de calor é superior, resultando numa coagulação mais profunda e numa maior carbonização da superfície, em comparação com o laser de Nd:YAG. A largura da camada de coagulação foi relatada como sendo superior a 1,0 mm numa incisão de tecido mole oral bovino in vitro. As vantagens dos lasers de díodo são o tamanho mais pequeno das unidades, bem como os custos financeiros mais baixos.[17]

As desvantagens do laser de díodo incluem a lentidão da velocidade de corte e o modo de entrega de impulsos em gated, que se traduz numa potencial acumulação de calor no tecido, conduzindo a danos térmicos laterais. O médico deve ter em atenção a densidade de potência do laser de díodo, especialmente quando utilizado próximo da superfície do implante.

As indicações mais fortes para os lasers de díodo são o tratamento de tecidos moles para incisão, excisão e coagulação e o controlo do crescimento bacteriano em feridas abertas. Outra indicação é o desbridamento da raiz na bolsa periodontal, para tratar a etiologia infecciosa da periodontite. Os lasers de díodo com uma potência de 500 Mw ou inferior são utilizados na terapia laser de baixa intensidade para proporcionar bioestimulação, reparação de feridas e alívio da dor.

Os investigadores também demonstraram uma melhor remoção do epitélio da bolsa com o laser de díodo em comparação com as técnicas convencionais. Muitos estudos demonstraram uma maior redução das bactérias (especialmente dos agentes patogénicos periodontais específicos) quando o laser de díodo é utilizado após a SRP (Fig. 16). A adição da terapia com laser de díodo também permite uma melhoria significativa da descontaminação e do tratamento eficaz da peri-implantite. Os parâmetros de saúde gengival são significativamente melhorados com a adição do laser de díodo à SRP. Os estudos demonstraram uma diminuição da hemorragia gengival, da inflamação e da profundidade da bolsa, bem como uma diminuição da mobilidade dentária e da perda de inserção clínica.

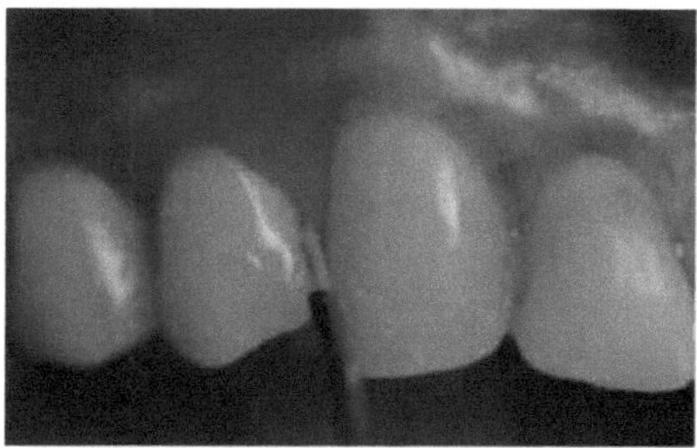

Figura 16: *Utilização do laser de díodo em bolsas periodontais*

O díodo é um excelente laser cirúrgico para tecidos moles e é indicado para cortar e coagular a gengiva e a mucosa. É utilizado para curetagem de tecidos moles e desbridamento sulcular. A popularidade dos lasers de díodo entre os dentistas deve-se ao seu tamanho mais pequeno, à sua compacidade, à sua fiabilidade e ao facto de a unidade laser ser relativamente barata. O laser de díodo tem também outras aplicações com diferentes comprimentos de onda, como a terapia fotodinâmica, a terapia laser de baixa intensidade e tem também um efeito bioestimulador. É também utilizado na espetroscopia de fluorescência para a deteção de cálculos.

9) LASER ARGÃO

Caraterísticas

O laser de árgon utiliza gás de iões de árgon como meio ativo e é fornecido por fibra ótica nos modos de onda contínua e pulsado. Este laser tem dois comprimentos de onda, 488 nm (azul) e 514 nm (azul-verde), no espetro da luz visível. O laser de árgon é pouco absorvido pela água, pelo que não interage com os tecidos duros dentários.[17] No entanto, é bem absorvido nos tecidos pigmentados, incluindo a hemoglobina e a melanina, e nas bactérias pigmentadas.

Embora não seja muito utilizado na terapia periodontal, em dentisteria operatória o laser de árgon de 488 nm é habitualmente utilizado para curar resina composta e branquear dentes no consultório dentário.[38] Também tem sido estudado na aplicação para a prevenção de cáries.[36] O laser de árgon foi aprovado pela FDA para cirurgia oral de tecidos moles e cura de materiais compósitos em 1991 e para branqueamento dentário em 1995.[40]

10) LASER DE ALEXANDRITE

Caraterísticas

O laser de Alexandrite é um laser de estado sólido que utiliza uma pedra preciosa chamada

Alexandrite, que é crisoberilo dopado com crómio: óxido de berílio e alumínio (Cr+3;BeAl2O4) e é um dos poucos minerais tricróicos.

Em 1995, Rechmann & Henning referiram pela primeira vez que o laser de Alexandrite com dupla frequência (comprimento de onda de 337 nm, duração do impulso de 100 ns, picos duplos, q-switched) podia remover o cálculo dentário de um modo completamente seletivo sem ablação do esmalte ou cemento subjacentes. Com base na diferença entre a região espetral da emissão de fluorescência da dentina e a do cálculo subgengival, presumiram que o comprimento de onda do laser de Alexandrite pode ser favorável à ablação selectiva do cálculo.[41]

O desenvolvimento deste laser para uso clínico é amplamente aceite devido à sua excelente capacidade de remoção selectiva de cálculos da superfície do dente ou da raiz sem ablação da estrutura do dente.

O laser Alexandrite de dupla frequência (377 nm) permite uma ablação selectiva do cálculo com base nas diferenças naturais de absorção. O cálculo e a placa microbiana são removidos rápida e facilmente, enquanto o cemento e outras estruturas dentárias saudáveis permanecem inalteradas. No entanto, existe uma preocupação relativamente à utilização de luz na região do espetro ultravioleta. São necessários mais estudos para demonstrar a segurança e a eficácia deste laser na utilização clínica e para desenvolver um aparelho de laser que seja adequado para utilização clínica.[17]

11) LASERS EXCIMER

Caraterísticas

Os lasers de excímero são lasers que utilizam um halogeneto de gás nobre, que é instável, para gerar radiação, normalmente na região ultravioleta do espetro. O comprimento de onda do excimer laser depende do componente químico que serve de meio para o laser. Foi sugerido que a ablação de tecidos ocorre no processo não térmico de fotoablação, provavelmente devido a um aumento instantâneo da temperatura ou a uma combinação direta de elementos químicos.[42]

Recentemente, tornaram-se disponíveis fibras de vidro de quartzo flexíveis para sistemas de aplicação do excimer laser XeCl. No entanto, o custo e o tamanho dos aparelhos continuam a constituir um obstáculo à aplicação clínica destes lasers. Além disso, os raios ultravioleta devem ser utilizados com precaução, uma vez que podem ter efeitos deletérios nos tecidos biológicos.[17]

Em Periodontologia, a utilização do laser Nd:YAG restringe-se ao domínio da gestão dos tecidos moles, não sendo possível a ablação de cálculos. A utilização de lasers de CO2 convencionais corre o risco de sobreaquecimento térmico da polpa. Além disso, devido às caraterísticas de absorção, ocorre uma destruição descontrolada do tecido gengival, bem como do cemento e do esmalte. Os lasers Excimer e Er:YAG podem ser utilizados para remover o cálculo, mas ocorre uma ablação descontrolada da estrutura saudável do dente. O laser Alexandrite de dupla frequência (377 nm) permite uma ablação selectiva do cálculo com base nas diferenças naturais de absorção. O cálculo e a placa microbiana são removidos rápida e facilmente, enquanto o cemento e outras estruturas dentárias saudáveis permanecem inalteradas.

Com o objetivo de estabelecer uma gengiva clinicamente saudável e de prevenir uma maior perda de aderência, a utilização do laser de Alexandrite de dupla frequência parece ser um passo muito promissor para o futuro da terapia periodontal. Além disso, a expetativa de uma terapia de manutenção sólida será satisfeita com a utilização deste laser.

CAPÍTULO 11

APLICAÇÕES DE LASER EM IMPLANTOLOGIA DENTÁRIA

A origem da implantologia dentária remonta à China, há 4000 anos, quando o bambu era inserido no osso do maxilar para substituir dentes fixos.[43] Em 1985, a publicação de Tissue-Integrated Prostheses: Osseointegration in Clinical Dentistry por Branemark et al inaugurou a era da osseointegração.[44]

É evidente o paralelismo na expansão da implantologia e da medicina dentária a laser na prática clínica. À medida que os defensores da medicina dentária a laser continuam a procurar novas formas de utilizar a tecnologia e à medida que mais profissionais se envolvem na medicina dentária de implantes, é lógico procurar a utilização simultânea de ambas as tecnologias na prática clínica.

As vantagens da utilização de lasers na implantologia dentária são as mesmas que para qualquer outro procedimento dentário em tecidos moles, o que inclui o aumento da hemostase, danos mínimos nos tecidos circundantes, redução do inchaço, redução da infeção e redução da dor pós-operatória.[43] Devido à hemostase proporcionada pelos lasers, existe uma vantagem significativa na melhoria da visibilidade durante a cirurgia. A crescente popularidade da família de lasers de érbio, com a sua capacidade de ablação de tecidos duros, aumentou o potencial da sua utilização para osteotomia e descontaminação de corpos de implantes infectados e doentes.[44]

No passado, a utilização de lasers em implantes dentários foi objeto de controvérsia. Cada laser específico tem as suas próprias caraterísticas de absorção. Como tal, embora o Nd: YAG tenha sido um comprimento de onda particularmente popular para utilizar na cirurgia de segunda fase de tecidos moles. Os lasers cirúrgicos podem ser utilizados de várias formas no que respeita à Implantologia, desde a colocação, recuperação da segunda fase e gestão gengival, até ao tratamento da peri-implantite. Dentro desta gama de utilização, dependendo do comprimento de onda empregue, existe a ablação do tecido alvo e a capacidade de reduzir a contaminação bacteriana.

O titânio, como metal, apresenta refletividade à energia luminosa incidente. No que diz respeito ao comprimento de onda dos lasers actuais, a refletividade é mais baixa na gama de 780-900 nm, aumentando à medida que o comprimento de onda aumenta para 10.600 nm (emissão de laser de CO2). Isto sugere que os comprimentos de onda mais curtos são mais prejudiciais, uma vez que a baixa refletividade permitiria maiores efeitos térmicos, o que está de acordo com os estudos realizados com o laser Nd:YAG.

A energia do laser de CO2, por outro lado, é reflectida para longe das superfícies metálicas. O facto de os implantes não absorverem a energia do laser de CO2 é uma das principais vantagens deste comprimento de onda. A utilização do comprimento de onda do CO2 minimiza o risco de danos nos tecidos induzidos pela temperatura como resultado do laser na superfície do implante. É geralmente aceite que o limiar para que as células ósseas permaneçam viáveis é um aumento de temperatura de 370^0 C para 470C. Mouhyi et al demonstraram que um laser de CO2 numa superfície de implante húmida em modo pulsado a 8W induz um aumento de temperatura inferior a 30^0 C, bem dentro da margem de segurança de 100C de 370^0 C para 470^0 C.[45] É também de salientar que as propriedades hemostáticas do laser de CO2 são excelentes, o que constitui uma enorme vantagem para a sua utilização em tecidos moles. No entanto, para procedimentos ósseos, o laser de CO2 não é o instrumento de eleição porque tem o potencial de causar alterações térmicas no osso.

A família de lasers de érbio é semelhante ao comprimento de onda do CO2 em alguns aspectos. A profundidade de penetração nos tecidos moles é mínima e a reflexão afasta-se da superfície do implante. Os lasers de érbio não têm uma capacidade hemostática tão significativa como o CO2 ou o Nd:YAG. Ao utilizar o laser Er:YAG com pontas de pequeno diâmetro e repetições de impulsos de 8 a 10 Hz sem pulverização de água, é possível efetuar a ablação da mucosa sem hemorragia. A ablação a seco com o laser Er:YAG produz cortes mais precisos na mucosa oral.[44]

Uma vantagem da utilização de lasers em Implantologia é o facto de se poderem fazer impressões imediatamente após a cirurgia de segunda fase, porque há pouca contaminação de sangue no campo devido ao efeito hemostático dos lasers (Fig. 17). A contração dos tecidos após a cirurgia a laser também é mínima, o que pressupõe que as margens dos tecidos permanecerão ao mesmo nível após a cicatrização, tal como imediatamente após a cirurgia. Para além disso, a utilização do laser pode eliminar o traumatismo do tecido devido à reflexão do retalho e à colocação da sutura.[44]

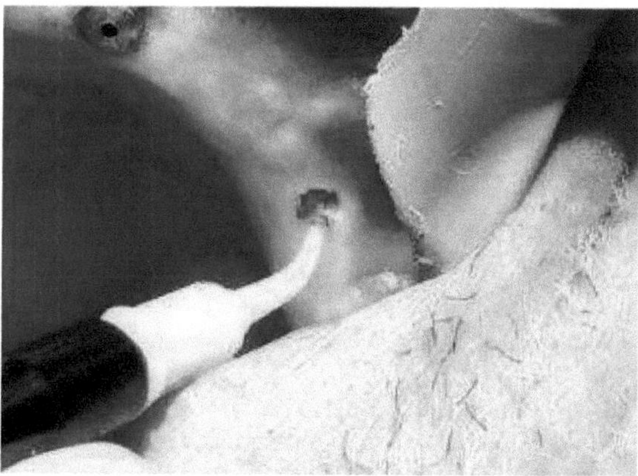

Figura 17: *Segunda fase da cirurgia de implantes*

Uma das principais razões citadas pelos dentistas para a utilização de lasers durante a recuperação de implantes é o facto de haver menos dor pós-operatória, menos hemorragia e uma cicatrização mais rápida; no entanto, existe a possibilidade de obliteração da gengiva aderente se esta tecnologia for utilizada em excesso.

Outra utilização muito importante dos lasers na implantologia dentária é a possibilidade de recuperar implantes doentes, descontaminando as suas superfícies com energia laser (Fig. 18).

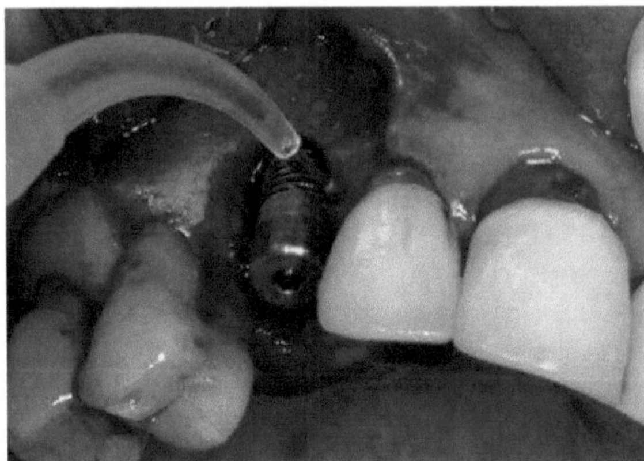

Figura 18: *Descontaminação de implantes com laser de díodo*

Os lasers de díodo foram utilizados num estudo realizado por Bach et al, que constatou uma melhoria significativa na taxa de sobrevivência de 5 anos ao integrar a descontaminação por laser no protocolo de tratamento aprovado.[46] Dortbudak et al verificaram que a utilização de terapia laser de baixo nível com um laser de díodo suave (690nm) durante 60 segundos após a colocação de azul de toludina O para iminuto na superfície contaminada reduziu as contagens de bactérias num mínimo de 92%. Esta redução foi uma melhoria significativa, mas a eliminação completa das bactérias não foi conseguida com este comprimento de onda. O mesmo grupo conseguiu obter uma eliminação bacteriana completa num estudo que utilizou o díodo de 905 nm com azul de toludina O em todos os tipos de superfícies de implantes. Shibli et al encontraram uma correlação positiva na utilização de um laser de díodo e azul de toludina O em peri-implantites produzidas experimentalmente em cães antes de procedimentos de regeneração de tecidos guiados. Os seus dados sobre várias superfícies de implantes sugerem que a fotossensibilização letal, através da utilização de azul de toludina O para sensibilizar as membranas celulares à luz laser, pode ter potencial no tratamento da peri-implantite.[47]

O laser de CO2 tem sido bem sucedido na descontaminação de superfícies de implantes. Kato et al verificaram que este comprimento de onda não provocou alterações na superfície, aumento da temperatura ou danos graves nas células do tecido conjuntivo localizadas fora do ponto de irradiação, nem causou a inibição da adesão das células à área irradiada.[47] Concluíram que a irradiação com um feixe expandido pode ser útil na remoção de contaminantes bacterianos das superfícies dos implantes. Mouhyi et al verificaram que uma combinação de ácido cítrico, peróxido de hidrogénio e irradiação com laser de CO2 parece ser eficaz para limpar e restabelecer a estrutura de óxido das superfícies de titânio contaminadas. A superfície de óxido de titânio altamente biocompatível é resistente à corrosão, o que contribui significativamente para a resistência da interface osso-implante durante a osseointegração.

O laser Er:YAG também foi proposto para a descontaminação da superfície de implantes dentários. Estudos clínicos demonstraram que os lasers de Er:YAG são eficazes na remoção de cálculos subgengivais de implantes de titânio sem provocar quaisquer danos térmicos. Além disso, o laser de Er:YAG tem um elevado potencial bactericida em superfícies de implantes comuns, não tendo sido detectadas alterações morfológicas na superfície dos implantes.[44]

CAPÍTULO 12

CICATRIZAÇÃO DE FERIDAS APÓS TERAPIA LASER

Os tratamentos periodontais que utilizam um laser Er:YAG são cada vez mais comuns devido às suas várias propriedades vantajosas para cirurgias de tecidos moles e duros[6,33,89] . No entanto, estas novas aplicações levaram à necessidade de uma compreensão completa e precisa dos potenciais danos que a irradiação laser pode causar nos tecidos orais. O risco potencial deste laser para o tecido ósseo alveolar subjacente durante as aplicações em tecidos moles periodontais[6,89] deve ser compreendido com exatidão.

Toshiaki Yoshino et. al[17] estudaram o osso calvário de 30 ratos e expuseram-no a irradiação com laser Er:YAG com e sem contacto (115 mJ/pulso, 10 Hz) sem refrigerante de água. As superfícies tratadas foram analisadas por microscopia eletrónica de varrimento (SEM) e o processo de cicatrização foi observado histologicamente até 12 meses após a cirurgia. Os resultados foram os seguintes:

IRRADIAÇÃO POR LASER Er:YAG DE CONTACTO:

Dia 1:

O defeito ósseo estava preenchido com exsudado composto por hemorragia e fibrina.

Dia 3:

A hemorragia tinha aumentado acentuadamente, tendo sido observada uma acumulação de numerosos eritrócitos e pequenos vasos recém-formados no defeito.

Dia 7:

Foi observada a formação de tecido de granulação com menos hemorragia no defeito. Foi observada uma pequena quantidade de novo osso tecido num número limitado de secções.

14 dias:

O defeito foi sendo cada vez mais preenchido com novo osso, embora se tenha observado um descolamento entre a superfície tratada com laser e o novo osso.

1 mês:

O tecido ósseo recém-formado no interior do defeito estava ligado ao novo osso formado na superfície óssea original. A camada afetada ainda estava presente, mas era descontínua.

3 meses:

O defeito foi quase completamente reparado por osso novo. Algumas secções revelaram a presença de numerosos osteócitos e vasos sanguíneos no defeito, o que representa uma elevada atividade de remodelação óssea no interior do defeito.

6 meses:

O tecido ósseo recém-formado ainda apresentava um aspeto ativo.

IRRADIAÇÃO LASER ER:YAG SEM CONTACTO:

Não foram detectadas alterações térmicas óbvias sob a superfície irradiada, exceto na fina camada afetada com uma espessura de 15 mm.

Dia 1:

Foi observada alguma hemorragia entre o periósteo e a camada afetada.

Dia 3:

Registou-se um aumento da hemorragia no periósteo.

Após 1 e 2 semanas:

A hemorragia tinha diminuído e, ocasionalmente, observava-se um aspeto descontínuo da camada afetada.

3 meses:

Foram observados mais frequentemente locais descontínuos na camada afetada, com formação de novo osso sobre a área irradiada, dependendo do crescimento do rato.

6 meses

Foram observados mais frequentemente locais descontínuos na camada afetada, com formação de novo osso sobre a área irradiada, dependendo do crescimento do rato.

Após 1 ano:

Uma grande parte da camada afetada permaneceu, e estava inserida entre o osso antigo e o recém-formado.

Akira Yamasaki et. al.[36] ferindo a gengiva de rato produziu necrose de coagulação com um laser $_{de\ CO_2}$ com uma fluência de 326 J/cm^2 . As caraterísticas estruturais da ferida e o processo de reparação subsequente foram examinados por meio de histologia, imunohistoquímica e microscopia eletrónica.

6 horas após a irradiação:

O epitélio gengival no local da irradiação mostrou uma caraterística distinta de necrose de coagulação; enquanto a lâmina própria não mostrou qualquer alteração celular ou extracelular visível, pelo que a extensão do dano térmico, ou seja, a ferida provocada pelo laser, não pôde ser identificada histologicamente.

Na junção epitélio-tecido conjuntivo, foram frequentemente observadas papilas de tecido conjuntivo bem preservadas contendo capilares de aparência intacta.

1 dia após a irradiação:

O início da reepitelização foi observado na borda do epitélio palatino adjacente, embora os detritos epiteliais necróticos ainda permanecessem na superfície da ferida.

Na lâmina própria irradiada, a arquitetura básica parecia estar preservada, exibindo feixes de fibras de colagénio bem orientados e densamente compactados; no entanto, observou-se uma infiltração moderada de células mononucleares juntamente com soro em toda a ferida provocada pelo laser.

Em geral, a infiltração de leucócitos polimorfonucleares não foi visível na ferida com laser, embora a sua acumulação tenha sido frequentemente observada em torno dos resíduos epiteliais.

3 dias após a irradiação:

Os detritos epiteliais tinham sido maioritariamente removidos; e a reepitelização prosseguiu ao longo da superfície da ferida com laser, cobrindo aproximadamente metade a dois terços da superfície da ferida com laser.

A ferida com laser pareceu manter o contorno da gengiva, embora tenha havido uma diminuição da densidade das fibras de colagénio.

Os fibroblastos e os vasos sanguíneos recém-formados aumentaram o seu número e invadiram a ferida do laser, enquanto a ferida do laser ainda mantinha o contorno original da gengiva. A reação inflamatória diminuiu.

7 dias após a irradiação:

A reepitelização foi completa e a ferida provocada pelo laser foi maioritariamente substituída por fibroblastos e vasos sanguíneos em crescimento, embora os exsudados inflamatórios e os infiltrados de células mononucleares ainda permanecessem em certa medida.

14 dias após a irradiação:

Histologicamente, a gengiva irradiada apresentava caraterísticas quase equivalentes às da gengiva normal, com exceção de um espessamento epitelial irregular.

COMPARAÇÃO DA CURA: LASER versus CIRURGIA CONVENCIONAL

1 dia:

A reepitelização foi observada pela primeira vez após a ferida e estava quase completa aos 7 dias. Em contraste com a ferida com laser, os queratinócitos em regeneração migraram não ao longo da superfície do coágulo sanguíneo, mas ao longo do bordo da ferida ou da superfície do tecido conjuntivo em regeneração.

Dia 7:

A gengiva em regeneração parecia frequentemente deprimida, uma vez que a regeneração do tecido conjuntivo era normalmente mais lenta do que a reepitelização.

Dia 14:

As caraterísticas histológicas da ferida do bisturi eram quase idênticas às da gengiva normal. No entanto, a ferida com laser pareceu preservar o contorno original da gengiva durante o processo de reparação, durante o qual se verificou uma diminuição da densidade das fibras de colagénio remanescentes. As fibras de colagénio remanescentes parecem ter proporcionado um suporte estrutural ao longo do qual as células epiteliais recém-formadas, os fibroblastos e os leitos capilares migraram, participando assim numa reparação e remodelação suave e eficaz dos tecidos. Por outro lado, a regeneração do tecido conjuntivo na ferida do bisturi no mesmo período de tempo foi insuficiente para recuperar o contorno gengival original, uma vez que se observou uma depressão gengival. O estudo sugere que a reparação e a remodelação dos tecidos ocorreram mais rapidamente na ferida com laser do que na ferida com bisturi.

O estudo sugeriu que a necrose de coagulação produzida pelo laser de CO_2 pulsado de baixa fluência não perturba o processo de reparação, mas promove a sua progressão constante e a subsequente remodelação dos tecidos. Este modo de laser abrirá caminho para uma cirurgia mais conservadora e minimamente invasiva no tratamento de uma grande variedade de doenças dos tecidos moles orais.

O desenvolvimento da energia laser como modalidade de terapia no tratamento da periodontite e problemas relacionados é uma disciplina contínua e estimulante. O número de comprimentos de onda utilizados para a superfície radicular e tecidos moles está a crescer rapidamente. Nenhuma área da medicina dentária registou mais alterações do que a gestão da doença periodontal. Atualmente, os lasers estão a tornar-se mais pequenos e mais portáteis para uma variedade cada vez maior de aplicações periodontais e em tecidos moles.

A destartarização e o alisamento radicular são o método tradicional de controlo da microflora subgengival para o tratamento das doenças periodontais. A remoção do cálculo utilizando instrumentos manuais convencionais tem sido considerada incompleta e bastante demorada. A fim de melhorar a eficácia e a eficiência do desbridamento da superfície radicular, têm sido utilizados vários dispositivos, como os scalers sónicos e ultra-sónicos e, mais recentemente, os lasers. Muitos estudos demonstraram que a instrumentação sónica e ultra-sónica, quando comparada com a instrumentação manual, resulta em resultados de tratamento iguais ou superiores.

Vários estudos clínicos relataram a aplicação do laser Er:YAG no tratamento periodontal. *Watanabe et al.* demonstraram uma remoção eficaz do cálculo sem efeitos secundários e uma redução sem intercorrências da bolsa após a destartarização com Er:YAG. *Schwarz et al. referiram* que foram observados resultados iguais ou ligeiramente melhores seis meses após o tratamento a laser das bolsas periodontais, em comparação com o desbridamento mecânico convencional utilizando raspadores manuais, e verificaram uma redução significativamente mais elevada da hemorragia à sondagem e melhorias no nível de fixação clínica após o tratamento a laser.

CAPÍTULO 13

TERAPIA LASER DE BAIXA INTENSIDADE

APLICAÇÕES DA TERAPIA LASER DE BAIXA INTENSIDADE

A terapia laser de baixa intensidade é também conhecida como terapia laser para tecidos moles. Baseia-se no conceito de que certas doses de baixo nível de comprimentos de onda coerentes específicos podem ativar ou desativar determinados componentes ou funções celulares. A administração de LLLT aos doentes ajuda a cicatrizar, a reduzir a dor, o inchaço e a controlar as infecções orais.[8]

Os lasers mais utilizados são o néon de hélio (633 nm) ou o de díodo (820-904 nm), com potências muito inferiores a 1 W. Os comprimentos de onda utilizados na LLLT têm uma fraca absorção na água, pelo que penetram nos tecidos moles e duros de 3 mm a 15 mm. O efeito térmico da LLLT nos tecidos dentários não é significativo. À medida que a energia penetra no tecido, há uma dispersão múltipla por microvasos e eritrócitos. A distribuição dos microvasos no tecido influencia os padrões finais de distribuição da energia laser.

MECANISMO DE ACÇÃO

O mecanismo de ação da LLLT depende da absorção de comprimentos de onda específicos do vermelho visível e do infravermelho próximo nos fotorreceptores dos componentes subcelulares, em especial da cadeia de transporte de electrões nas membranas das mitocôndrias. A absorção da luz pelos componentes da cadeia respiratória provoca uma ativação a curto prazo da cadeia respiratória e a oxidação do pool de NADH. Esta estimulação da fosforilação oxidativa leva a alterações no estado redox das mitocôndrias e do citoplasma da célula.

A cadeia de transporte de electrões é capaz de fornecer níveis mais elevados de força promocional da célula, através do aumento do fornecimento de ATP, bem como um aumento do potencial elétrico da membrana mitocondrial, alcalinização do citoplasma e ativação da síntese de ácidos nucleicos. Como o ATP é a "moeda energética" de uma célula, a LLLT tem uma ação potente que resulta na estimulação das funções normais da célula.

A irradiação com luz visível monocromática nas regiões azul, vermelha e vermelha distante pode melhorar o processo metabólico na célula. Os efeitos fotobiológicos da estimulação dependem dos comprimentos de onda e da intensidade da luz. Ao aumentar o metabolismo respiratório da célula, a LLLT pode também afetar as propriedades electrofisiológicas da célula.[8]

EFEITOS DO LLLT DURANTE A CICATRIZAÇÃO DE FERIDAS

Os dois efeitos da LLLT que contribuem para acelerar a cura são:

1. Vasodilatação

2. Relaxamento dos músculos lisos

O efeito vasodilatador provoca um aumento do fluxo sanguíneo local e é utilizado no tratamento da inflamação das articulações. Provoca o relaxamento dos músculos lisos associados ao endotélio. Esta vasodilatação permite a entrada de oxigénio e também uma maior migração das células imunitárias para os tecidos.

Pode também exercer efeitos vasoactivos através da sua ação sobre os mastócitos. Os mastócitos desempenham um papel fundamental no controlo da migração dos leucócitos. A modulação das funções dos mastócitos pela LLLT pode ser de considerável importância no tratamento de locais de inflamação na cavidade oral.

A luz laser pode despoletar a degranulação dos mastócitos. Os mastócitos estão distribuídos pelo endotélio microvascular na pele, mucosa oral e polpa dentária. Nestes locais, os mastócitos contêm a citocina pró-inflamatória, o fator de necrose tumoral -α, nos seus grânulos. A libertação desta citocina promove a infiltração de leucócitos nos tecidos através do aumento da expressão de moléculas de adesão de leucócitos endoteliais.

A epitelização precoce, o aumento das reacções fibroblásticas, a infiltração de leucócitos e a neovascularização são observados em feridas irradiadas com LLT, devido ao impacto global destas influências, o tempo necessário para o encerramento completo da ferida é reduzido.

Os resultados biomecânicos e bioquímicos sugerem que a fotoestimulação laser promove o processo de reparação dos tecidos, acelerando a produção de colagénio e promovendo a estabilidade global do tecido conjuntivo.

O efeito final da LLLT nas células está relacionado com os efeitos da luz laser no citoesqueleto. Pode modular o comportamento celular provocando rearranjos do citoesqueleto. Provoca a estimulação das chamadas células do tecido conjuntivo, o que resulta na diferenciação dos miofibroblastos, que são os principais responsáveis pela força de contração durante a cicatrização de feridas. Os miofibroblastos apresentam caraterísticas morfológicas comuns aos fibroblastos e às células musculares lisas.

O tratamento com laser encurta a fase de exsudação da cicatrização de feridas na pele e estimula o processo de reparação. A LLLT apresentou a maior redução da área da ferida entre 1 e 3 dias após o tratamento. O fecho mais rápido da ferida é de maior importância em doentes comprometidos, como os diabéticos e os doentes submetidos a tratamento para doenças malignas. Uma vez que a LLLT pode aumentar a libertação de factores de crescimento dos fibroblastos e estimular a proliferação celular, é capaz de melhorar a cicatrização de feridas nestes doentes.[48]

EFEITOS DA LLLT NOS TECIDOS NEURAIS

Após a LLLT, os tecidos neurais apresentam uma síntese reduzida de mediadores inflamatórios, bem como uma maturação e regeneração mais rápidas, nomeadamente o crescimento axonal. A LLLT também reduz a dor em pacientes que sofrem de nevralgia pós-herpética, de hipersensibilidade dentinária cervical ou de dor periodontal durante a movimentação ortodôntica dos dentes.

Pode ser benéfica no tratamento de perturbações da ATM. A LLLT utilizada em doentes com lesões nas articulações noutros locais (tornozelo, joelho, ombro e pulso), utilizando o laser de díodo AIGaAs (λ=830nm) em modo de onda contínua ou o laser He-Ne combinado com o laser de díodo em modo pulsado, demonstrou benefícios na redução da dor e do inchaço. Os doentes tratados com LLLT obtêm alívio da dor e recuperam a função mais rapidamente em comparação com os doentes não tratados. A LLLT é utilizada no consultório dentário para tratar perturbações como a ATM, a nevralgia do trigémeo e a dor muscular. Os efeitos são mediados por uma combinação de efeitos locais e sistemáticos.

A LLLT demonstrou ser muito eficaz quando aplicada aos "pontos de gatilho", ou seja, zonas miofaciais de sensibilidade particular e de maior projeção de pontos de dor focal, devido a condições isquémicas.

Um benefício adicional é a utilização da LLLT para obter um efeito analgésico na polpa antes dos procedimentos de restauração. Quando operado a taxas de pulsação entre 15 e 20 Hz, com energias de pulsação abaixo do limiar de ablação da estrutura dentária, a energia do laser de érbio penetra no dente e é direcionada ao longo dos cristais de hidroxiapatite para a polpa dentária. A LLLT provoca uma perturbação na ação da bomba de Na-K na membrana celular, resultando numa perda de condução de impulsos e, consequentemente, num efeito analgésico, cuja duração é de cerca de 15 minutos.

Existem paralelos entre o efeito analgésico do laser dentário e várias estimulações em medicina, em que ocorre uma bioactivação térmica e não térmica não destrutiva simultânea na periferia do tecido alvo. Este fenómeno de "LLLT simultânea" também pode ocorrer juntamente com o tratamento com laser de alta intensidade.

A LLLT diminui a frequência de disparo dos nociceptores, com um efeito de limiar necessário para exercer uma supressão máxima. O resultado é o efeito analgésico da LLLT nos nervos que aplicam a cavidade oral.[49]

APLICAÇÕES DE LLLT EM ODONTOLOGIA CLÍNICA

As aplicações de laser de nível inferior em medicina dentária incluem o seguinte:

Hipersensibilidade da dentina

Locais pós-extração/ pós-trauma

Infeção viral: herpes labial, herpes simplex

Neuropatia: nevralgia do trigémeo, parestesia

Ulceração do áptico

TMJDS

Pós-oncologia: mucosite, dermatite, cicatrização pós-cirúrgica.

A utilização de LLLT ajuda a controlar os sintomas e a condição da periodontite. O efeito anti-inflamatório retarda ou pára a deterioração dos tecidos periodontais e reduz o inchaço para facilitar a higiene em conjunto com outros tratamentos de destartarização, alisamento radicular, curetagem ou tratamento cirúrgico. Como resultado, há uma cicatrização acelerada e menos desconforto pós-operatório.[50]

A energia fotónica total fornecida ao tecido por um laser que funciona com uma determinada potência de saída durante um período é medida em joules e é calculada da seguinte forma

Energia (Joules)= potência de saída do laser (watts) × tempo (s)

É importante conhecer a distribuição da energia total sobre a área de tratamento, de modo a medir com exatidão a dosagem. A distribuição da energia é medida como densidade de energia.

Densidade de energia = potência de saída do laser (watts) × tempo (s) área do feixe (cm2)

A quantidade de energia laser fornecida a um tecido alvo é designada por fluência, densidade de energia e é medida em J/cm2. Nos lasers cirúrgicos ou de corte, a vaporização da água intra e intercelular ocorre com uma fluência de 1000 J/cm2. Na prática clínica, a terapia laser de baixa intensidade, eficaz através de um mecanismo estimulador e não ablativo, fornece uma fluência de 2-10 J/cm2, dependendo do tecido-alvo, como se segue:

Epitélio oral e tecido gengival: 2-3 J/cm2

Irradiação transóssea: 2-4 J/cm2

Grupo muscular extra oral/TMJ: 6-10 J/cm2

EQUIPAMENTO LLLT

Os dispositivos laser de semicondutores são compactos e têm uma elevada eficiência de conversão de energia eléctrica em energia laser. Também é possível fazer pulsar a luz a várias frequências utilizando circuitos externos simples.

Os lasers de díodos semicondutores são geralmente variantes de alumínio: gálio: arsenieto (Al Ga As) ou índio: gálio: arsenieto: fósforo (In Ga ASP) que emitem no espetro do infravermelho próximo (λ= 700 a 940) e na parte vermelha da gama do espetro visível (comprimento de onda λ=600 a 680), respetivamente. As potências de saída são normalmente da ordem dos 10-50mW. A potência final utilizável será inferior devido a perdas no percurso ótico interno ou no sistema de distribuição.

A temperatura ou a saída do díodo laser é monitorizada através da utilização de um fototransístor interno que está instalado na embalagem do dispositivo laser. Com um dissipador de calor e um sistema de arrefecimento adequados, o potencial efeito negativo da temperatura na saída do laser ao nível do feixe de tratamento pode ser eliminado.

O perfil do feixe de um laser de díodo típico é retangular, com uma divergência elevada no eixo longo e uma divergência baixa no eixo de disparo. Obtém-se assim um perfil oval ou de "varrimento" altamente divergente. Os lasers de díodos podem ter ópticas integradas que produzem feixes de luz colimados e focados.

Para obter um feixe mais útil, pode ser utilizada uma série de lentes ou uma fibra de índice graduado auto-focalizadora na parte frontal do dispositivo para emitir o feixe de tratamento propriamente dito ou para dirigir a saída do laser para uma fibra ótica flexível de pequeno diâmetro ou para um guia de luz sólido.

Os componentes que entram em contacto com os doentes devem poder ser protegidos adequadamente com uma barreira descartável transmissora de laser.

As unidades laser utilizadas para LLLT são geralmente classificadas como classe III ou classe III b em termos dos riscos ópticos que representam para o pessoal e para os doentes. É obrigatório o uso de óculos de proteção adequados por parte dos doentes e dos médicos durante os tratamentos.

VANTAGENS E DESVANTAGENS DO LLLT

Vantagens da terapia laser de baixa intensidade

1. Técnica asséptica e atraumática.

2. Aplicação rápida, indolor e exacta

3. Período de tratamento curto

4. O efeito analgésico e o efeito estimulador da cicatrização de feridas ocorrem simultaneamente

DESVANTAGENS DA TERAPIA COM LASER SUAVE

1. Ocasionalmente, são necessários dispositivos separados para fazer incidir o feixe na zona a tratar

2. Os efeitos terapêuticos são muitas vezes difíceis de controlar por parâmetros objectivos.

CAPÍTULO 14

TERAPIA FOTODINÂMICA (PDT)

A desinfeção foto-activada (PDA) é definida como "um método de desinfeção ou esterilização de um tecido duro ou de um local de tecido mole através da aplicação tópica de um composto fotossensibilizador no local e, em seguida, irradiando-o com luz laser num comprimento de onda absorvido pelo composto fotossensibilizador, de modo a destruir os micróbios no local".

O princípio fundamental é que os agentes activados por laser devem ligar-se seletivamente às células-alvo e não às células humanas normais adjacentes. O composto fotossensibilizador, quando irradiado, liberta compostos citotóxicos, particularmente oxigénio singlete. As aplicações da desinfeção foto-activada em medicina dentária e medicina são vastas e incluem a destruição de agentes patogénicos bacterianos, fúngicos e virais.

A PAD pode representar uma alternativa viável aos antibióticos ou anti-sépticos para o tratamento de infecções localizadas, particularmente para as causadas por organismos que são inatamente resistentes ou que desenvolveram resistência aos agentes antimicrobianos convencionais. A cavidade oral é um local particularmente adequado para este tratamento. Na terapia fotodinâmica, a ativação por laser de um corante sensibilizador gera espécies reactivas de oxigénio (ROS), que danificam diretamente as células e a rede vascular sanguínea associada, desencadeando tanto a necrose como a apoptose. Altera também a resposta imunitária anti-tumoral do hospedeiro.

Quando utilizada para doenças malignas da mucosa oral, como o carcinoma de células escamosas e o carcinoma in situ, a PDT tem uma taxa de resposta de cerca de 90%. Os locais de tratamento apresentam eritema e edema, seguidos de necrose e ulceração franca. As lesões ulceradas demoram até 8 semanas a cicatrizar completamente e é necessário analgésico de apoio nas primeiras semanas.[51]

A PDT é menos destrutiva para o tecido normal do que os tratamentos convencionais de cirurgia ou radioterapia.

MECANISMO DE ACÇÃO

Baseia-se na interação de um agente antimicrobiano fotossensível com uma fonte de luz. Quando o agente fotossensibilizador é exposto à fonte de luz de um determinado comprimento de onda. Absorve fotões de energia com a subsequente transição para o estado excitado seguinte. A partir daqui, os electrões podem voltar ao estado fundamental e libertar a energia ganha através de processos electrónicos ou físicos (fluorescência), ou podem saltar para o estado excitado seguinte (intersystem cross over), o estado excitado tripleto. O facto de a molécula seguir o primeiro ou o segundo caminho é determinado pela estrutura molecular e também pelo ambiente que a rodeia. Uma vez no estado excitado tripleto, a molécula pode voltar ao estado fundamental ou sofrer reacções com o oxigénio molecular, transferindo a sua energia para a molécula.[51]

As reacções que ocorrem com o oxigénio são de dois tipos:

1. As que dão origem a radicais hidroxilo, iões superóxido, peróxidos e radicais que, por sua vez, provocam reacções redox com o meio circundante.

2. As que resultam na formação de um oxigénio singlete lábil ou de espécies reactivas de oxigénio.

A formação de oxigénio singlete lábil e a cascata de reacções redox evocadas são os principais mecanismos que destroem as células bacterianas e os seus componentes celulares. A destruição das bactérias é conseguida através da determinação do número de moléculas de estado tripleto que são geradas a partir dos fotossensibilizadores e isto, por sua vez, é determinado pelo tempo que podem permanecer no estado triplo excitado.

FOTOSSENSIBILIZADORES

Um número limitado de bactérias produz naturalmente agentes fotossensíveis endógenos e, por conseguinte, podem ser mortas apenas por exposição a luz laser com o comprimento de onda adequado. Existem muitos tipos de fotossensibilizadores, tanto naturais como produzidos sinteticamente.

Fotossensibilizadores utilizados no PAD: cloreto de tolónio, azul de metileno, corantes azul violeta cristalino, hematoporfirinas, clorinas.

Para obter resultados óptimos com a terapia PAD, os fotossensibilizadores devem possuir as seguintes caraterísticas

1. Tipos de células a que o fotossensibilizador se liga

2. As concentrações em que as suas acções são mais eficazes

3. Os comprimentos de onda da luz necessários para o ativar e a intensidade dessa luz

4. A concentração a que apresentaria quaisquer efeitos tóxicos e quais seriam esses efeitos

5. A sua solubilidade em água e em meio lipídico

6. O seu grau de ionização

7. A eficiência de excitação e o tempo que pode permanecer no estado tripleto.

INDICAÇÕES DA TÉCNICA DE ALMOFADAS

1. Desinfeção da dentina cariada antes da restauração

2. Tratamento das bolsas periodontais

3. Tratamento das regiões cervicais dos dentes e implantes dentários infectados com placa bacteriana

4. Destruição de micróbios cancerígenos na superfície dos dentes para prevenir a cárie dentária

5. Tratamento da candidíase oral em doentes imunocomprometidos

6. Tratamento da estomatite das próteses dentárias

A presença de materiais orgânicos (como o sangue e a saliva) pode oferecer alguma proteção às bactérias contra a fotossensibilização letal. A diminuição da eficácia na presença de soro e saliva deve-se a vários factores.

1. Absorção parcial da luz laser, o que reduz o rendimento das moléculas citotóxicas produzidas a partir do corante

2. Interação eletrostática com o corante, diminuindo assim o número de moléculas de fotossensibilizador disponíveis para ligação à bactéria alvo

3. A presença de moléculas sequestradoras como a catalase e a lactoperoxidase e a proteção direta contra o oxigénio singlete.

Os micróbios típicos mortos pelo PAD são,

Streptococcus sanguis

Streptococcus mutans

Streptococcus sobrinus

Lactobacillus fermentun

Actinomicetos viscosos

Porphyromonas gingivalis

Fusobacterium nucleatum

Actinobacillus actinomycetemcomitans

Staphylococcus aureus

Escherichia coli.

LASERS UTILIZADOS EM ALMOFADAS

Os tipos de laser mais utilizados em PAD funcionam na parte vermelha visível do espetro eletromagnético. Incluem os lasers AIGaAS (λ=600-670nm) e os lasers de gás hélio-neão

(λ=632,8nm). O laser PAD com lasers de díodo utiliza um dispositivo de arrefecimento peltier de estado sólido, que é ligado diretamente à superfície posterior do laser de díodo.

Os parâmetros típicos do PAD para matar eficazmente os micróbios são da ordem dos 15J/cm2, fornecidos por um laser com uma potência de saída até 1000mW. O PAD é uma forma melhorada de LLLT em que a energia laser em si não é particularmente letal para as bactérias, mas é utilizada para conseguir a ativação fotoquímica de corantes que libertam oxigénio. O cloreto de tolonio é o corante preferido, uma vez que proporciona o efeito bactericida mais consistente numa série de espécies bacterianas importantes para a medicina dentária.[51]

A eficácia do PAD é influenciada pelo tipo e concentração do corante, pelos parâmetros laser utilizados e pelo ambiente de crescimento local. O tratamento com PAD não induz efeitos térmicos deletérios e não prejudica o tecido adjacente por efeitos térmicos ou químicos. Por conseguinte, o PAD é um componente valioso na prática moderna da medicina dentária a laser. As principais aplicações do PAD incluem a desinfeção de lesões cariosas profundas, bolsas periodontais e locais peri-implantares, feridas da mucosa e canais radiculares.

CAPÍTULO 15

REGULAMENTAÇÃO E SEGURANÇA DOS LASERS

A segurança é uma parte integrante do tratamento dentário com um instrumento laser. A segurança do laser tem três vertentes:

Processo de fabrico do instrumento

Funcionamento correto do aparelho

A proteção pessoal da equipa cirúrgica e do doente

Os potenciais perigos relacionados com a utilização de lasers podem geralmente ser divididos em perigos primários e secundários. O próprio feixe laser representa o perigo potencial primário, uma vez que pode afetar seres humanos ou objectos - sob a forma de feixe bruto, feixe focado, feixe diretamente refletido ou radiação dispersa.

Os perigos potenciais secundários subdividem-se ainda em perigos diretos e indirectos

□ Os riscos potenciais diretos são causados por componentes técnicos da instalação laser (alta tensão, radiação de excitação, gases laser, ótica)

□ Os potenciais perigos indirectos são gerados pela interação do feixe laser com os materiais ou a atmosfera

Os riscos potenciais indirectos incluem a radiação UV causada pela formação de plasma, substâncias perigosas geradas durante o processamento do material, bem como a potencial ignição de materiais explosivos e o perigo de incêndio.[52]

Radiação laser

Existem dois perigos potenciais para o pessoal associados à radiação laser: ***lesões oculares*** e ***cutâneas.***

Os factores que podem contribuir para a lesão dos tecidos e influenciar o grau de danos causados pela exposição a raios laser incluem

a) Comprimento de onda da radiação laser

b) Absorção, reflexão e transmissão espectrais dos tecidos

c) Intensidade de irradiação do feixe laser incidente

d) Dimensão da zona irradiada

e) Duração da exposição

f) Dimensão dos alunos

g) Localização da lesão da retina

h) Caraterísticas do impulso laser

Lesões oculares.

Dependendo do comprimento de onda, é possível danificar a córnea, a retina ou ambas as partes do olho. A exposição à radiação de um laser de CO2 (10,6 µm) resulta normalmente em danos na córnea. A radiação de um laser Nd:YAG, a 1,06 µm, está muito mais próxima do espetro visível (400 a 700 nm) e pode ser transmitida pela córnea e pelo cristalino. O cristalino irá focar a luz laser na retina, causando danos graves e permanentes na retina e noutros materiais intra-oculares (Fig. 19). Esta focagem, efectuada pelo cristalino do olho, pode fazer com que mesmo a luz laser difusa de baixa potência seja focada com uma densidade de potência suficiente para causar lesões na retina. Os lasers de hélio-néon (He-Ne) de baixa potência (0,633 µm), frequentemente utilizados para fins de alinhamento, também podem representar um perigo.

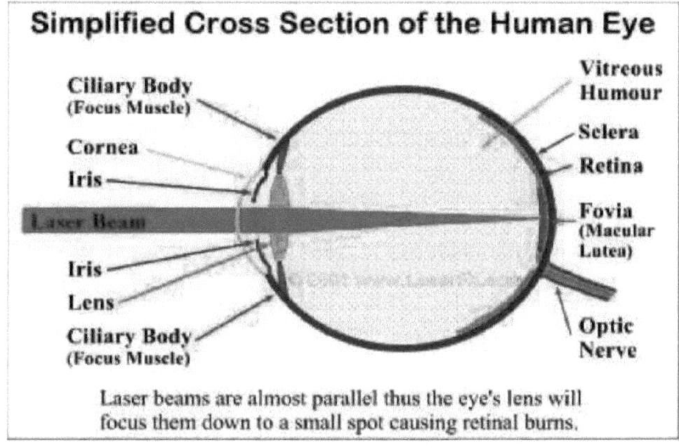

Figura 19: *Secção transversal simplificada do olho humano.*

Danos na pele.

Os danos na pele limitam-se principalmente a queimaduras. No entanto, é de salientar que, no caso dos lasers de alta potência, estas queimaduras podem ser profundas e causar danos graves e permanentes. A prevenção mais eficaz de lesões consiste em assegurar que o feixe laser seja encapsulado de modo a que não possa ocorrer qualquer exposição humana. No caso de uma exposição ao feixe, o nível de exposição determinará a ocorrência de lesões. O nível de exposição ou de irradiância que pode ser considerado como a fronteira entre o seguro e o potencialmente nocivo é designado por "exposição máxima admissível" (EMA).

A área em redor de uma instalação laser onde os EMA para o olho podem ser excedidos é designada por "área de risco ocular nominal", NOHA. A distância correspondente da abertura de saída do laser é designada por "distância nominal de perigo ocular", NOHD. A NOHD depende da potência do laser, dos parâmetros geométricos do feixe laser, como a divergência, e do EMA. Dado que as avaliações do EMA e do NOHD são bastante complicadas, o esquema de classificação dos lasers anteriormente descrito é utilizado para o processo de avaliação do perigo.

Por exemplo, no caso dos lasers de classe 1, a exposição será sempre inferior ao EMA. Os lasers de classe 3 B emitem radiação significativamente acima do EMA para os olhos e, no caso da classe 4, também acima do EMA para a pele; no entanto, depende da geometria do feixe, da configuração e da aplicação, se este perigo existe apenas perto da abertura de saída ou se se estende por vários quilómetros.

Na escolha dos óculos de proteção adequados, devem ser tidos em conta os seguintes aspectos

a) Comprimento(s) de onda de funcionamento

b) Exposição radiante ou irradiância

c) Exposição máxima admissível (EMA)

d) Densidade ótica dos óculos no comprimento de onda de saída do laser

e) Transmissão de luz visível

f) Exposição radiante ou irradiância a que se verificam danos nos óculos

g) Necessidade de óculos graduados

h) Conforto e ventilação

i) Degradação ou modificação dos meios de absorção, mesmo que temporária ou transitória

j) Resistência dos materiais (resistência ao choque)

k) Requisitos em matéria de visão periférica

l) Qualquer legislação pertinente

Práticas recomendadas para a proteção dos olhos no trabalho

Deve ser dada especial atenção à resistência e estabilidade contra a radiação laser aquando da escolha de óculos para produtos laser da classe 4.

Os protectores oculares para laser e os protectores oculares para ajustamento do laser que tenham sido danificados ou que tenham sofrido uma alteração de cor não devem ser utilizados.

Os protectores oculares destinam-se apenas a proteger contra a exposição acidental, uma vez que as classificações se baseiam numa exposição máxima de 10s (para um laser de onda contínua) ou 100 impulsos (para um laser pulsado). Os protectores oculares não se destinam a ser utilizados para olhar diretamente para o feixe (Fig. 20).

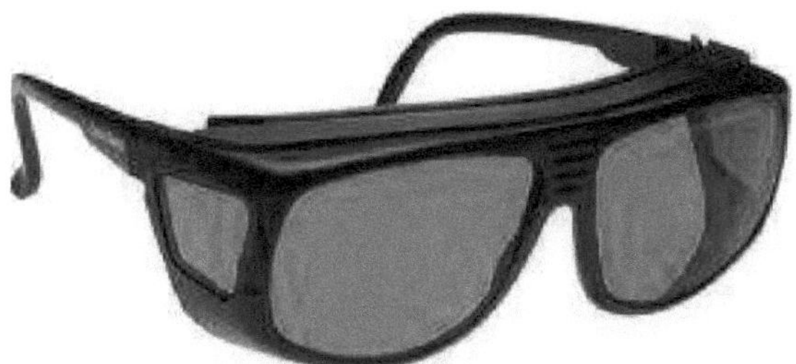

Figura 20: *Protectores para os olhos*

Deve ser acrescentada aqui uma precaução - os óculos de segurança normais, por si só, não proporcionam proteção. Todos os óculos para laser, simples ou graduados, devem ser rotulados de acordo com informações adequadas para garantir a escolha correta dos óculos para determinados lasers. Em alguns sistemas laser, pode haver fuga de luz ultravioleta para o local de trabalho. Assim, os óculos devem proporcionar proteção primária contra o feixe, proteção secundária contra a radiação e também proteção contra os raios ultravioleta.

Proteção da pele

Sempre que o pessoal possa estar exposto a níveis de radiação que excedam o EMA para a pele, deverá ser usado vestuário adequado. Os produtos laser da classe 4 apresentam um risco potencial de incêndio e o vestuário de proteção utilizado deve ser feito de um material adequado resistente à chama e ao calor. Deve ser dada especial atenção à resistência e estabilidade a longo prazo contra a radiação laser ao escolher vestuário de proteção para utilização com produtos laser da classe 4.

Riscos eléctricos

As tensões utilizadas nos lasers são suficientes para causar lesões fatais no pessoal e são responsáveis pela maioria das mortes relacionadas com os lasers. Todo o equipamento elétrico associado ao processamento de materiais por raios laser deve ser instalado em conformidade.

Todas as portas e painéis de acesso devem ser devidamente protegidos, quer eléctrica quer mecanicamente, para impedir o acesso de pessoal não autorizado a componentes eléctricos, especialmente os que funcionam com o potencial de excitação do laser. Todo o pessoal que trabalhe em componentes de alta tensão ou nas suas imediações deve receber formação sobre as técnicas de segurança adequadas para sistemas eléctricos, bem como sobre a técnica de remoção de uma vítima de um circuito elétrico e de administração de reanimação cardiopulmonar (RCP). Pessoal

devem ter conhecimento e cumprir todos os requisitos adicionais de segurança eléctrica do sistema laser instalado nas suas instalações.

Normalmente, a melhor fonte de informações de segurança é o manual de instruções do fabricante do sistema laser. Ler, compreender e seguir sempre os procedimentos de segurança recomendados pelo fabricante.[53]

Fumos e gases

A soldadura, o corte e a perfuração e a modificação da superfície com lasers podem resultar na produção de fumos, poeiras e gases que podem ser perigosos para o pessoal.

Estes contaminantes transportados pelo ar podem incluir

a) Material-alvo vaporizado e produtos de reação sob a forma de partículas metálicas e óxidos.

b) Gases provenientes dos sistemas laser de gás em fluxo ou dos subprodutos das reacções laser, tais como ozono, óxido nitroso, monóxido de carbono e dióxido de carbono.

c) Gases ou vapores de refrigerantes criogénicos.

d) Gases utilizados para facilitar as interações laser-objeto, como o oxigénio.

Os perigos associados à soldadura e ao corte de metais foram documentados numa série de publicações. É de notar que alguns materiais orgânicos, como os plásticos, podem gerar fumos perigosos. Devem ser tomadas precauções para evitar a acumulação excessiva de gases de descarga do laser, gases de proteção e gases auxiliares, especialmente em espaços fechados onde o oxigénio pode ser deslocado. Devem ser tomadas todas as medidas de engenharia ambiental necessárias para o controlo de fumos e gases (ventilação externa, filtragem, etc.) para evitar a inalação acidental de concentrações nocivas de fumos e gases pelo pessoal que trabalha no equipamento de processamento de materiais laser ou nas suas imediações.

A exaustão destes fumos pode violar as normas locais ou federais, e as implicações devem ser consideradas antes de utilizar o equipamento. A possível toxicidade da peça de trabalho e dos consumíveis (fio, pó, etc.) deve ser determinada antes do início do processamento de materiais com feixe laser.

Risco de incêndio

Uma vez que o sistema laser produz um ponto de tamanho muito pequeno com elevada energia, existe o perigo de incêndio se o feixe atingir material inflamável. Mantenha os materiais inflamáveis afastados da área de soldadura ou corte. Certifique-se de que cobre e protege todos os materiais inflamáveis na área, uma vez que a radiação reflectida pode provocar incêndios em áreas inesperadas.

O potencial de explosões na bateria de condensadores ou nos sistemas de bombas ópticas existe durante o funcionamento de alguns sistemas laser de alta potência. As poeiras metálicas e não metálicas, tais como as partículas em suspensão no ar provenientes da área-alvo nas operações de corte, perfuração e soldadura a laser, podem provocar incêndios ou explosões. São também possíveis reacções explosivas de reagentes químicos do laser ou de outros produtos químicos ou gases.

Riscos secundários de radiação

A visualização da radiação visível emitida durante o processamento de materiais com laser também pode ser prejudicial para a visão. Durante a soldadura, é gerada uma pluma brilhante, de aspeto semelhante a um arco de soldadura, a partir da interação entre o feixe de laser e o material a ser processado. O tamanho e a intensidade desta pluma é função do material que está a ser processado, do nível de potência e do gás de proteção utilizado.

Por conseguinte, não podem ser dadas orientações exactas. No entanto, a radiação emitida é de banda larga, desde o ultravioleta, que pode causar queimaduras solares e arco ocular, passando pelo visível, até ao infravermelho, que pode contribuir para a formação de cataratas.

Uma vez que a pluma é geralmente demasiado brilhante para ser vista diretamente, deve ser utilizada uma filtragem adequada, tal como óculos de solda, para proteção dos olhos. Como orientação geral, o filtro utilizado deve ter uma densidade ótica suficiente para garantir o conforto do observador ao nível mais elevado de intensidade luminosa encontrado e não deve haver indícios de irritação ocular após a exposição.

Riscos associados ao sistema de fibras ópticas

Atualmente, existem muitos lasers Nd:YAG no mercado em que o feixe de fibra ótica é o único método de fornecimento de energia. A fibra ótica, por si só, não deve ser considerada como um invólucro seguro. As situações de perigo associadas à própria fibra ótica incluem:

□ Fuga devida a um ângulo de aceitação inadequado.

□ Fuga devida ao facto de a fibra estar sujeita a um raio de curvatura demasiado apertado.

Rutura da fibra devido a flexão ou torção excessiva. Se a fibra estiver a transportar

potência laser no momento em que ocorre a rutura, devido ao diâmetro relativamente pequeno da fibra, o feixe laser emergirá do que é efetivamente um feixe de alta

fonte pontual de intensidade como um feixe divergente.

□ Fugas e geração de calor excessivo devido à entrada de sujidade ou outra contaminação nas faces de entrada ou saída da fibra.

MEDIDAS DE CONTROLO PARA INSTALAÇÕES DE LASER

Os sistemas laser utilizados para o processamento de materiais podem causar ferimentos, tanto pelo feixe direto

ou dos seus reflexos especulares e dos reflexos difusos. Apresentam também os riscos associados acima referidos. As seguintes medidas de controlo devem ser utilizadas para minimizar estes riscos:

a) O laser só deve ser utilizado numa área controlada. Os lasers da classe 4 devem ser acionados por controlo remoto, sempre que possível, eliminando assim a necessidade de o pessoal estar fisicamente presente no ambiente do laser.

b) As entradas das zonas devem ser assinaladas com um sinal normalizado de aviso de laser (Fig. 21).

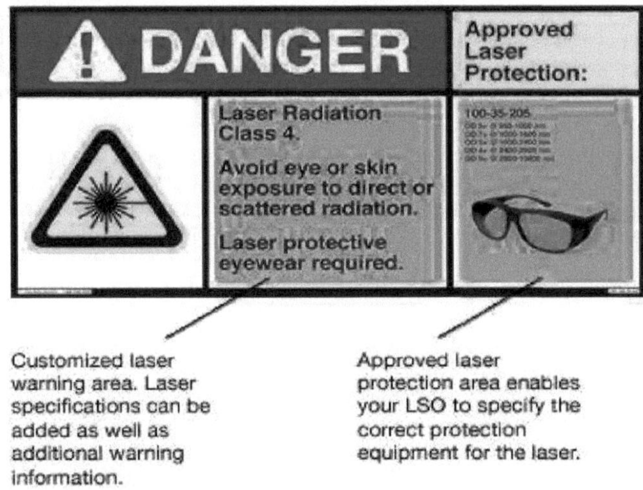

Figura 21: *Sinal de aviso de laser normalizado*

c) As trajectórias dos feixes devem ser fechadas sempre que possível. O acesso ao ambiente do laser durante o seu funcionamento deve ser limitado a pessoas que usem óculos de proteção laser e vestuário de proteção adequados. As trajectórias dos feixes devem evitar a área de trabalho, sempre que possível, e as secções longas dos tubos devem ser montadas de modo a que a dilatação térmica, a vibração e outras fontes de movimento não afectem significativamente o alinhamento dos componentes formadores de feixes.

d) Uma boa iluminação da sala é importante em áreas onde se usa proteção ocular a laser. As superfícies das paredes difusas de cor clara ajudam a alcançar esta condição.

e) O fogo, as aberrações termicamente induzidas nos componentes ópticos e a fusão ou vaporização de alvos sólidos concebidos para conter o feixe laser são todos riscos potenciais induzidos pela radiação dos lasers da classe 4. Deve ser previsto um pára-feixe adequado. Devem ser evitados materiais que possam ser degradados pelo feixe.

f) Poderão ser necessárias precauções especiais para evitar reflexões indesejadas, especialmente no caso da radiação laser infravermelha, devendo o feixe e a área-alvo ser rodeados por um material opaco ao comprimento de onda do laser. (Mesmo as superfícies metálicas opacas podem tornar-se altamente especulares com o comprimento de onda de 10,6 µm do $CO2$). Sempre que possível, deve ser utilizada uma blindagem local para reduzir a extensão da radiação reflectida.

g) O alinhamento dos componentes ópticos na trajetória de um raio laser de classe 4 deve ser verificado inicial e periodicamente.

h) O conetor de encravamento à distância deve ser ligado a um encravamento de emergência do tipo "master disconnect" ou a encravamentos de compartimentos, portas ou dispositivos. A pessoa responsável pode ser autorizada a anular momentaneamente o conetor de encravamento à distância para permitir o acesso a outras pessoas autorizadas, se for claramente evidente que não existe qualquer risco de radiação ótica no momento e no ponto de entrada.

i) Os sistemas laser que não estejam a ser utilizados deverão ser protegidos contra a utilização não autorizada através da remoção da chave do controlo de chaves.[54]

Vigilância médica

Os trabalhadores do sector dos lasers cuja atividade profissional implique um risco significativo de exposição a radiações laser em

que excedam a exposição máxima admissível (EMA) devem efetuar exames oftalmológicos

e, se for caso disso, exames cutâneos efectuados no início e no termo do posto de trabalho. Para qualquer pessoa com risco acrescido de lesões provocadas por laser, poderá ser prudente efetuar exames oftalmológicos mais frequentes.[52]

MEDIDAS DE SEGURANÇA DO LASER

No âmbito da regulamentação em vigor, é necessário explorar todos os riscos específicos e estocásticos e adotar medidas para minimizar a sua ocorrência. As medidas de segurança aplicáveis à utilização do laser na prática dentária podem ser enumeradas da seguinte forma:

Ambiente

Consultor de proteção contra laser/responsável pela segurança do laser

Acesso

Caraterísticas de segurança do laser

Proteção dos olhos

Queima de teste

Regras locais

Formação.[52]

Ambiente

O conceito de colimação do feixe laser só é válido para a transmissão no vácuo ou à sua saída imediata da cavidade do laser. No ar, e certamente através de um sistema de entrega com ou sem dispositivos de focagem, ocorrerá alguma divergência. Aceitando a potência de saída, a quantidade de divergência e o diâmetro e configuração do feixe, pode avaliar-se uma distância normal de perigo ocular. Trata-se de uma distância da emissão laser, para além da qual o risco tecidular é inferior ao EMA. Trata-se de um cálculo complexo que pode ser efectuado por um médico, mas para um laser dentário de classe IV, esta distância é de aproximadamente três metros.

Consequentemente, tal como acontece com as radiações ionizantes, pode ser adotado o conceito de área controlada, na qual só pode entrar o pessoal diretamente envolvido na aplicação do laser e com proteção especificada. A área controlada deve ser delimitada com sinais de aviso que especifiquem o risco, as janelas, as portas e todas as superfícies devem ser não reflectoras e as passagens de acesso devem ser supervisionadas ou acionadas por intertravamentos remotos durante a emissão do laser. Deve ser designado um local seguro e fechado para a chave do laser, se aplicável, bem como um local designado para todos os acessórios do laser. Além disso, deve ser instalado um extintor de incêndio adequado, de fácil acesso.

Responsável pela segurança dos lasers

O "responsável pela segurança dos lasers" é "uma pessoa competente na avaliação e controlo dos perigos dos lasers e responsável pela supervisão do controlo dos perigos dos lasers".[53]

Para cada organização que utilize sistemas laser potencialmente nocivos, a direção deverá designar uma pessoa como LSO para ser responsável pela sua utilização segura. O LSO necessita desta autoridade da administração para garantir que os utilizadores mantêm práticas seguras com o seu equipamento. A direção pode empregar um LSO para supervisionar a responsabilidade, confiando no contributo técnico de um perito externo. O LSO recebe geralmente formação especial em matéria de segurança e tem acesso a documentos de orientação sobre segurança dos lasers, a equipamento e a pessoal de apoio proporcionais ao âmbito das suas responsabilidades.

O LSO efectua uma avaliação dos riscos antes de um laser ou sistema laser ser utilizado pela primeira vez, ou depois de ter sido modificado. O LSO determina as áreas potencialmente perigosas, o grau de perigo, os controlos administrativos e de engenharia necessários e as instruções de segurança necessárias, e determina o equipamento de proteção pessoal adequado, como a densidade ótica (DO) para os óculos de proteção contra laser. O LSO mantém também um inventário dos lasers com informações pormenorizadas, tais como: fabricante, número do modelo, quantidade, localização física, organização dos utilizadores, meio ativo do laser, potência ou energia radiante do laser, comprimento(s) de onda radiante(s) do laser, aplicação do laser e categoria de perigo do laser.

Outras informações úteis (por exemplo, historial e data da última manutenção) podem ser solicitadas por um LSO individual.

O LSO tem de conhecer e compreender o objetivo do tratamento e a definição adequada do painel de controlo para atingir esse objetivo. Durante um procedimento com laser, as pontas ou a fibra podem ficar revestidas com quantidades moderadas de coágulo. Se a cirurgia continuar com este material no sistema de entrega, parte da energia do laser será absorvida pelo coágulo e ficará menos disponível para o tecido alvo. A eficiência, a precisão e a visibilidade diminuem. Quando esta situação é observada, o LSO deve certificar-se de que a extremidade da fibra é limpa, cortada novamente e reavaliada ou, em alguns casos, a ponta de vidro é substituída.[53]

Acesso

Em relação, por exemplo, a um bloco operatório de um hospital, a maior parte dos consultórios dentários existem em salas com barreiras físicas - paredes e uma ou possivelmente duas portas de acesso. Como tal, o acesso não autorizado pode ser facilmente controlado. No entanto, a maioria dos lasers de classe IV tem uma tomada de interbloqueio remoto, que permite ativar os fechos das portas e as luzes de aviso durante a emissão do laser. As clínicas dentárias que funcionam num ambiente de várias cadeiras e em plano aberto terão de abordar este requisito com mais pormenor. Durante o tratamento a laser, apenas o médico, o assistente e o doente devem ser autorizados a entrar na área controlada.

Caraterísticas de segurança do laser

Todos os lasers têm caraterísticas de segurança incorporadas que têm de ser transpostas para permitir a emissão do laser. Estas incluem:

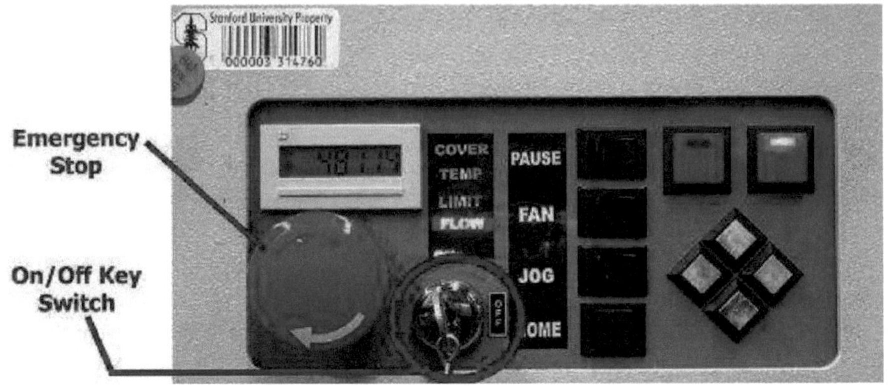

Figura 22: *Botão de paragem de emergência*

Botão de paragem de emergência (Fig. 22).

Obturadores de porta de emissão para impedir a emissão de laser até que o sistema de entrega correto esteja ligado

Interruptor de pé coberto, para evitar uma operação acidental

Painel de controlo para garantir parâmetros de emissão corretos

Sinais sonoros ou visuais de emissão de laser

Painéis da unidade de fecho para impedir o acesso não autorizado à maquinaria interna

Proteção por chave ou palavra-passe (Fig. 23)

Intertravamentos remotos.[54]

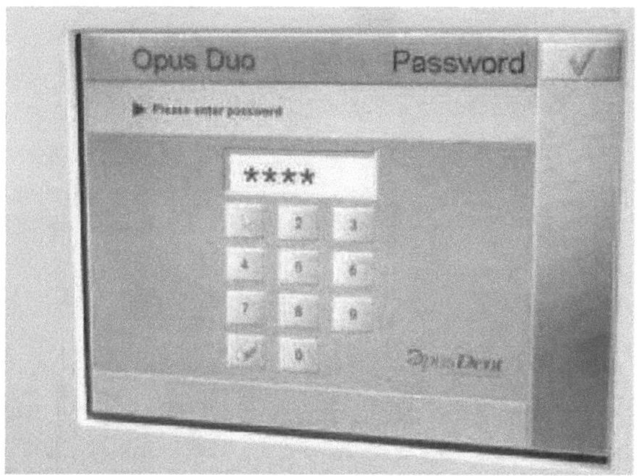

Figura 23: *Proteção por palavra-passe*

Proteção dos olhos

Todas as pessoas que se encontrem na área controlada devem usar proteção ocular adequada durante a emissão do laser. Considera-se aconselhável cobrir os olhos do doente com gaze húmida para procedimentos peri-orais de comprimento de onda longo. O LSO deve selecionar os óculos corretos para o comprimento de onda do laser que está a ser utilizado, os quais não devem ter riscos e devem ser fabricados com proteção lateral.

Essa proteção ocular deve então ser devidamente especificada para as condições de exposição que possam ocorrer, e a sua utilização deve ser sujeita a uma política escrita rigorosamente aplicada.[52]

Queima de teste

Antes de qualquer procedimento com laser e antes de admitir o doente, o médico ou o LSO deve efetuar um teste de disparo do laser. Este teste destina-se a verificar se o laser foi montado corretamente, se está a funcionar corretamente e se a emissão do laser está a ocorrer através do sistema de entrega. São usados óculos de proteção e todas as outras medidas de segurança foram consideradas. O laser é direcionado para um material absorvente adequado, por exemplo, água para comprimentos de onda longos e papéis de cor escura para comprimentos de onda curtos, e é operado com a potência mais baixa para o laser que está a ser utilizado (Fig. 24).

Em seguida, o laser é desativado e o doente senta-se.

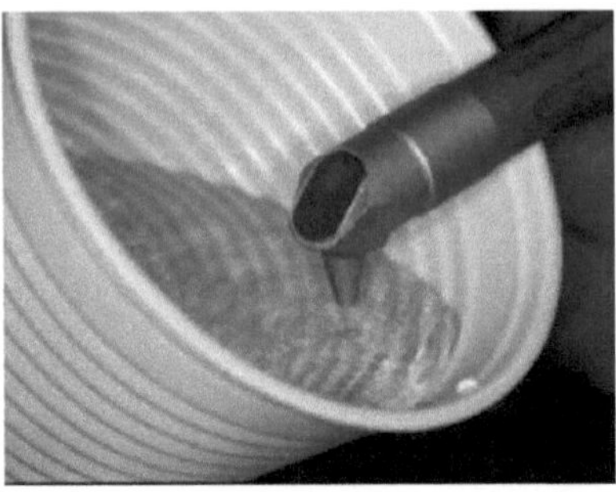

Figura 24: *O laser é direcionado para o material absorvente*

Nesta altura, o LSO deve efetuar dois procedimentos - o primeiro é o disparo de teste acima mencionado e o outro é uma verificação da clivagem. O oficial LSO deve inspecionar a extremidade da fibra nua ou a ponta de vidro antes de iniciar o procedimento. Uma fibra nua deve ter uma clivagem adequada e a ponta de vidro rígido deve estar plana. A inspeção pode ser concluída segurando a extremidade da fibra perpendicularmente e a cerca de 0,6 cm de uma superfície plana, devendo ver-se um círculo redondo vermelho ou branco sem cauda. Quaisquer irregularidades na forma deste feixe demonstram que a clivagem está defeituosa ou que a ponta está defeituosa e deve ser imediatamente recravada ou substituída para garantir a máxima energia e precisão.[53]

Formação

Todos os membros do pessoal devem receber formação objetiva e reconhecida sobre os aspectos de segurança da utilização do laser em medicina dentária, tal como noutras especialidades

ESTERILIZAÇÃO E CONTROLO DE INFECÇÕES

A esterilização a vapor é o padrão de cuidados. As pequenas fibras ópticas flexíveis, as peças de mão ou as pontas devem ser esterilizadas a vapor em bolsas de esterilização separadas após cada utilização. Devem ser mantidas na bolsa de esterilização até estarem prontas para uso. É essencial que, ao utilizar lasers de fibra ótica, a extremidade da porta (ligação) permaneça limpa e sem óleo. Por isso, nunca coloque a fibra num ciclo de esterilização ao lado de uma turbina de alta velocidade com lubrificante. Se um instrumento foi usado para clivar ou recravar uma fibra durante ou após um procedimento, ele também deve ser esterilizado a vapor.

A caixa de proteção em torno do laser, incluindo o painel de controlo e o braço articulado (se aplicável), deve receber o método de descontaminação por desinfeção por pulverização / limpeza / desinfeção por pulverização, tal como o carrinho de dentista e as bancadas. Alguns componentes do sistema de entrega, como o cabo de fibra ótica de érbio de grande diâmetro, não foram concebidos para esterilização a vapor e têm de ser desinfectados desta forma.

CAPÍTULO 16

REVISÃO DA LITERATURA

LASER DE DIÓXIDO DE CARBONO

Pick RM *et al.*[55] (1985) realizaram um estudo utilizando uma abordagem de tratamento combinado de gengivectomia e laser de CO2 para o tratamento do crescimento excessivo da gengiva induzido pela fenitoína e referiram as vantagens desta técnica combinada, como o controlo satisfatório da hemorragia e a visibilidade clara durante o procedimento, bem como a redução da dor e do inchaço pós-operatórios.

Barak *et al.*[56] (1988), num relato de caso, mencionou as vantagens da utilização do laser de CO2 em relação às técnicas convencionais na excisão da hiperplasia gengival causada pela nifidipina. Estas vantagens incluem um descolamento preciso sem hemorragia e esterilização simultânea. Para além disso, a dor e o desconforto pós-operatórios são consideravelmente reduzidos. Isto é particularmente importante em doentes que estão a ser tratados com nifedipina para doenças cardíacas.

Tucker D *et al.*[57] (1996) avaliaram os efeitos do laser de CO2 no cálculo in vitro, referindo que o laser de CO2 pulsado a 6 W e 20 Hz (duração do pulso: 0,01 s) foi capaz de remover a placa dentária na superfície da raiz, enquanto que apenas ocorreu fusão e carbonização no cálculo dentário de dentes extraídos.

Coffelt DW *et al.*[58] (1997) num estudo demonstraram a ablação bacteriana in vitro com o laser de CO2 num modo desfocado a uma densidade de energia de 11 J/cm2. Também determinaram que o limiar de densidade de energia para induzir danos na raiz é de 41 J/cm2, muito acima do necessário para destruir as bactérias aderentes à superfície da raiz.

Misra V *et al.*[59] (1999) avaliaram o efeito do laser de CO2 na superfície radicular periodontalmente envolvida e compararam a sua eficácia com o ácido cítrico, o EDTA e o peróxido de hidrogénio na remoção da smear layer da superfície radicular após o alisamento radicular. Concluíram que a irradiação laser de 1 segundo a 3W removeu completamente a smear layer com alterações mínimas no diâmetro dos túbulos dentinários. O EDTA e o ácido cítrico também foram eficazes na remoção da smear layer, mas os túbulos dentinários expostos apresentaram alargamento em forma de funil.

Barone A *et al.*[60] (2002) um estudo investigou os efeitos do laser de CO2 em modo desfocado pulsado. O laser de CO2 a 2,0 W e 4 Hz com spot size de 4,0 mm não resultou em danos extensos à superfície radicular, que se apresentou plana e lisa com aparente fusão da smear layer. Concluíram que o modo defocus pulsado pode apresentar a vantagem de descontaminar a superfície radicular.[57]

Crespi *et al.*[61] (2002), num estudo clínico, referiram que, após o tratamento com laser de CO2 em modo de desfocagem pulsada a 2 W e 1 Hz, a superfície radicular periodontalmente doente apresentava o maior número de fibroblastos firmemente fixados, em comparação com o controlo não tratado e com a raspagem e alisamento radicular (SRP) isolada. Concluíram que o tratamento com laser de CO2 em modo defocus pulsado combinado com instrumentação mecânica constitui uma ferramenta útil para o condicionamento radicular.

Miyazaki *et al.*[62] (2003) efectuaram um estudo aplicando a irradiação com laser de CO2 para o tratamento de bolsas na superfície externa da gengiva marginal. Utilizaram um laser de CO2 em modo de onda contínua (2,0 W, 120 s) e registaram uma diminuição da inflamação e da profundidade de sondagem após o tratamento.

Choikti *et al.*[63] (2004) um estudo clínico avaliou o efeito de um tratamento com laser de dióxido de carbono (CO2) nos parâmetros clínicos e nos níveis de Interleucina-1 (IL-1beta) crevicular quando utilizado em combinação com a cirurgia de retalho gengival. Concluíram que a utilização adicional de um laser de dióxido de carbono na superfície da raiz durante a cirurgia de retalho gengival pode melhorar a fixação clínica e reduzir a concentração de IL-1beta crevicular.

Crespi R *et al.*[64] (2005) demonstraram que a utilização de SRP seguida de irradiação laser de CO2 a uma densidade de energia de 2,45 J/cm2 produziu superfícies radiculares desprovidas de bactérias residuais.

Hayac CM *et al.*[65] (2007), um estudo realizado utilizando uma abordagem de tratamento combinado de gengivectomia e laser de CO2 para a gestão do crescimento excessivo da gengiva induzido pela ciclosporina em 4 doentes transplantados renais, referiu as vantagens desta técnica combinada como o controlo satisfatório da hemorragia e a visibilidade clara durante o procedimento, bem como a redução da dor e do inchaço pós-operatórios.

Stephanie L *et al.*[66] (2007), avalia, através de microscopia eletrónica de varrimento, o efeito superficial do tratamento com laser de CO2 nas superfícies radiculares e nos tecidos moles e investiga o efeito do laser de 3 CO2 nas bactérias patogénicas periodontais, em comparação com os controlos negativos. Verificaram que a utilização única do laser de 3 CO2 nas bolsas periodontais não esterilizou ou reduziu substancialmente as populações bacterianas subgengivais em comparação com o controlo negativo.

Pope *et al.*[67] (2013), apresenta uma nova abordagem para tratar a periodontite crónica grave utilizando o laser de dióxido de carbono em combinação com a destartarização e o alisamento radicular. Os locais tratados com laser de CO2 tenderam a mostrar uma maior diminuição da profundidade de sondagem, um maior ganho nos níveis de fixação clínica, no entanto, os resultados não foram significativamente melhores do que a destartarização e o alisamento radicular isoladamente.

LASER Nd:YAG

Tseng *et al.*[68] (1991) um estudo in vitro demonstrou que a remoção parcial e o descolamento do cálculo da superfície radicular foram conseguidos com o laser Nd:YAG a 2,0 ou 2,75 W e 20 Hz. No entanto, foi observada a fusão do cálculo e danos térmicos em áreas localizadas do cemento original e até mesmo da dentina após a irradiação com alta potência. Também relataram que, após a irradiação com laser, a remoção do cálculo remanescente com curetas foi facilitada.

White JM *et al.*[69] (1991) num estudo, a aplicação de um laser de neodímio:ítrio-alumínio-garnet (Nd:YAG) foi comparada com o bisturi convencional na cirurgia dos tecidos moles dentários. Os resultados do estudo indicaram que o laser Nd:YAG pode ser utilizado com sucesso para aplicações intra-orais em tecidos moles, sendo bem tolerado sem anestesia e com hemorragia mínima em comparação com a cirurgia com bisturi.

Spencer P *et al.*[70] (1992) registaram uma diminuição do rácio proteína/mineral em amostras de cemento submetidas a laser de Nd:YAG a 0,8 W (80 mJ/pulso e 10 Hz), utilizando a análise FTIR (espetroscopia fotoacústica de infravermelhos com transformada de Fourier). Consideraram que a diminuição do rácio proteína/mineral e a potencial contaminação da superfície com subprodutos proteicos poderiam, em última análise, afetar a reinserção celular na superfície do cemento. Mais tarde, sugeriram que os subprodutos proteicos seriam iões cianamida e cianato.

Cobb CM *et al.*[71] (1992) um estudo utilizou a irradiação com laser Nd:YAG em bolsas periodontais in vivo em 18 dentes de oito pacientes, e examinou os efeitos do desbridamento radicular utilizando uma potência de 1,75-3,0 W (87,5-150 mJ/pulso, 20 Hz), isoladamente ou em combinação com instrumentação manual. A aplicação do laser Nd:YAG resultou numa remoção ineficaz e irregular do cálculo da superfície radicular. O cálculo remanescente apresentava uma superfície porosa caraterística devido à carbonização, fusão e ressolidificação, mas a superfície estava livre de placa microbiana. Os autores sugeriram que a terapia com laser deve ser seguida de desbridamento mecânico.[75]

Gold SI *et al.*[72] (1994) Um estudo in vivo efectuou uma curetagem com laser de Nd:YAG e estudou microscopicamente 24 amostras de tecido gengival de seis pacientes após a aplicação do laser a 1,25 e 1,75 W (62,5 e 87,5 mJ/pulso, 20 Hz). O laser Nd:YAG pulsado removeu o epitélio de revestimento das bolsas periodontais moderadamente profundas sem causar necrose ou carbonização do tecido conjuntivo subjacente.

Thomas D *et al.*[73] (1994) um estudo relatou que as superfícies radiculares não doentes tratadas a 1,5 W (75 mJ/pulso, 20 Hz) com refrigerante de água exibiram uma diminuição significativa da fixação de fibroblastos, mas o aplainamento ou polimento da raiz com abrasivo de pó de ar que se seguiu, aumentou a fixação de células. Concluíram que as alterações na superfície irradiada com laser são reversíveis e que o tratamento adicional da raiz após a irradiação com laser parece ser essencial para tornar a superfície da raiz biocompatível. A espetroscopia FTIR da superfície radicular lixiviada revelou a redução da banda Amida II, sugerindo a desnaturação da proteína da superfície após a exposição ao laser.

Radavar M *et al.*[74] (1995) Um estudo in vitro relatou que a irradiação com laser Nd:YAG, perpendicular à superfície da raiz, a 0,5 - 2,0 W (50 ou 100 mJ/pulso, 10 ou 20 Hz) causou uma maior ablação do cálculo do que do cemento ou da dentina. No entanto, os espécimes com evaporação completa do cálculo também mostraram algum grau de dano ao cemento subjacente.

Wilder S *et al.*[75] (1995) um estudo clínico examinou o efeito da remoção da smear layer utilizando o laser Nd:YAG a 5 W (durações e intervalos de impulsos de 0,1s; 5 Hz e saída de energia calculada de 1.000 mJ/pulso) sem refrigerante. Embora a smear layer tenha sido removida sem alterações microestruturais do tecido duro, ocorreu um aumento significativo da temperatura intra-pulpar e da superfície radicular. Os autores concluíram que os parâmetros de irradiação utilizados podem não ser apropriados para uso clínico.

Ben H *et al.*[76] (1996) Um outro estudo comparou a terapia laser com a SRP e referiu que ambas as modalidades reduziram os níveis de Tennerella forsythensis, Pg e Treponema denticola, mas eliminaram de forma incompleta o Aa. A terapia com laser resultou numa maior redução dos níveis microbianos do que a SRP, embora ambos os tratamentos tenham apresentado uma recuperação microbiana que se aproximou dos níveis de base às 10 semanas após a terapia.

Neil k *et al.*[77] (1997) um ensaio clínico duplamente cego, aleatório e controlado para o desbridamento sulcular em 186 dentes de 10 pacientes, utilizando um desenho de boca dividida para comparar a utilização adjuvante do laser Nd:YAG pulsado a 2 W (80 mJ/pulso, 25 Hz) com a destartarização e alisamento radicular isolados no tratamento não cirúrgico da periodontite adulta moderada a avançada.

A redução da profundidade de sondagem durante 6 meses após o tratamento foi semelhante entre a destartarização e o alisamento radicular mais terapia laser e a destartarização e o alisamento radicular isolados, mas a destartarização e o alisamento radicular mais terapia laser mostraram melhorias significativamente maiores no índice gengival e no índice de sangramento gengival em pontos de tempo específicos.

O nível médio de inserção das bolsas tratadas com laser também mostrou uma tendência para melhorar de forma constante durante 6 meses, enquanto o grupo de destartarização e alisamento radicular mostrou uma redução no nível de inserção.

Moritz A *et al.*[78] (1997) um estudo bem concebido determinou que o limiar de ablação in vitro para Pg, tanto para o laser de díodo de 810 nm como para o laser Nd: YAG, é de 48 e 96 J/cm2, respetivamente. O laser de díodo, quando utilizado em conjunto com o SRP, demonstrou ter um efeito aditivo na redução das populações bacterianas subgengivais em bolsas periodontais com $\geq$ 4 mm de profundidade.

Gutknech N *et al.*[79] (2001) Um estudo clínico relatou que a utilização do laser Nd:YAG a 2 W (100 mJ/pulso, 20 Hz) para curetagem antes do desbridamento mecânico reduz o risco de bacteriémia após os procedimentos de destartarização e alisamento radicular, e também facilita o desbridamento mecânico.

Liu CM *et al.*[80] (2002) um estudo in vitro avaliou a eficácia do laser Nd:YAG na eliminação da endotoxina ligada ao cemento, medindo as alterações da interleucina (IL)-1β em monócitos estimulados. O laser de Nd:YAG variando entre 50 mJ/pulso e 10 Hz e 150 mJ/pulso e 20 Hz durante 2 min não pareceu ser eficaz na destruição da endotoxina do cemento doente. No entanto, no seu estudo, o efeito térmico do laser Nd:YAG teria sido enfraquecido pela irradiação sem contacto com uma longa distância (1,5 cm) das partículas de cemento humedecidas.

Coluzzi *et al.*[81] (2002) recomendaram a curetagem de tecidos moles com laser a 1,8 W (30 mJ/pulso, 60 Hz) após desbridamento mecânico, seguida de irradiação a 2 W (100 mJ/pulso, 20 Hz) para hemostase e redução bacteriana.

Gutknech *et al.*[82] (2002) um estudo in vitro comparou a SRP com a SRP seguida de irradiação com o laser Nd:YAG com uma densidade de energia relativamente elevada de 124 J/cm2 . As bolsas tratadas foram irradiadas uma vez por semana durante 3 semanas. Os níveis de Pg, Pi e Aa foram determinados 6 meses após o tratamento, e apenas os níveis de Pg foram significativamente reduzidos em comparação com o SRP.

Miyazakki *et al.*[83] (2003), ao analisarem 9 ensaios clínicos publicados que utilizaram o laser Nd: YAG para o tratamento da periodontite crónica, apresentaram resultados contraditórios. Dois estudos não mediram a DP como ponto final, três estudos relataram pouca ou nenhuma diferença na redução da DP quando compararam os locais tratados com laser com os locais de controlo e um estudo relatou uma maior diminuição média da DP nos locais tratados com SRP do que nos tratados com laser. Nos restantes três estudos, o laser melhorou a DP em comparação com controlos não tratados ou controlos históricos.

Ambrosin P *et al.*[84] (2005) um comprimento de onda laser relativamente novo para a medicina dentária é o Nd:YAP , que tem um coeficiente de absorção na água aproximadamente 20 vezes superior ao do laser Nd:YAG. Até agora, apenas foram publicados dois ensaios clínicos utilizando este laser no tratamento da periodontite crónica, ambos comparando o SRP+ Laser com o SRP isolado.

Yukna RA *et al.*[85] (2007) um estudo clínico relatou os resultados histológicos em humanos após um novo procedimento de fixação assistido por laser (LANAP) para o tratamento de bolsas periodontais. Foram tratados seis pares de dentes de raiz única com periodontite crónica moderada a avançada associada a depósitos de cálculo subgengival. Os dentes tratados com LANAP exibiram maiores reduções na profundidade de sondagem e ganhos no nível de inserção clínica à sondagem do que os dentes de controlo. Todos os espécimes tratados com LANAP mostraram novo cemento e formação de novo tecido conjuntivo de ligação, enquanto cinco dos seis dentes de controlo tinham um epitélio juncional longo sem evidência de nova ligação ou regeneração. Não houve evidência de quaisquer alterações histológicas adversas em torno dos espécimes LANAP. Este estudo apoiou o conceito de que a LANAP pode estar associada a uma nova inserção de tecido conjuntivo mediada por cemento e a uma aparente regeneração periodontal de superfícies radiculares doentes em humanos.

Slot DE *et al.*[86] (2009), avaliaram de forma sistémica e após uma pesquisa exaustiva da literatura, os efeitos terapêuticos da utilização de um laser de Nd:YAG pulsado no tratamento inicial de pacientes com periodontite. A revisão da literatura sugere que não há evidências que suportem a superioridade do laser de Nd:YAG sobre as modalidades tradicionais de terapia periodontal.

Qadri T *et al.*[87] (2010), um ensaio clínico controlado, aleatório, de boca dividida e com máscara única, compara o resultado a curto prazo de um tratamento combinado com raspagem e alisamento radicular e irradiação com laser Nd:YAG com o tratamento com raspagem e alisamento radicular (SRP) isolado. Concluíram que o SRP em combinação com a aplicação única de laser de Nd:YAG com água melhora significativamente o sinal clínico associado à inflamação periodontal em comparação com o SRP isolado.

Dilsiz A *et al.*[88] (2010), avalia e compara a cicatrização de defeitos intra-ósseos após o tratamento com ou sem aplicação de laser de granada de alumínio dopado com neodímio: ítrio para condicionamento da superfície radicular. Concluíram que ambas as terapias conduziram a uma melhoria dos parâmetros clínicos e que o condicionamento radicular com laser de Nd:YAG, tal como utilizado no estudo, foi comparado com o condicionamento radicular com EDTA, tal como utilizado neste estudo, em comparação com o resultado da proteína da matriz do esmalte.

LASER Er:YAG

Aoki A *et al.*[89] (1994) a capacidade do laser Er:YAG para remover o cálculo subgengival foi documentada por um estudo in vitro. Mostraram que o laser Er:YAG pulsado utilizado com irrigação de água era capaz de remover eficazmente o cálculo subgengival da superfície radicular a 30 mJ/pulso (densidade de energia de um único pulso na ponta: 10,6 J/cm2 por pulso) e 10 Hz, no modo de contacto, dirigido perpendicularmente à superfície radicular, utilizando uma ponta de contacto cilíndrica convencional com 600 μm de diâmetro.

Ando Y *et al.*[90] (1996) um estudo recente relatou a remoção eficaz de gengiva descolorida juntamente com fragmentos de metal utilizando um laser Er:YAG, sem dor ou recessão gengival.

Israel M *et al.*[91] (1997) consideraram que esta perda deve ser tida em conta na situação clínica. A profundidade da cratera da superfície radicular tratada foi de aproximadamente 40 e 80 μm com a utilização da ponta 1.65 e 1.10, respetivamente.

Yamaguchi H *et al.*[92] (1997) foi realizado um estudo para avaliar os efeitos da irradiação laser Er:YAG nas superfícies radiculares utilizando um microscópio eletrónico de varrimento (SEM) e para determinar a capacidade do laser para remover lipopolissacáridos (LPS). A espetrofotometria de infravermelhos foi utilizada para investigar os efeitos do laser sobre os LPS aplicados em pastilhas de dentina radicular. Este estudo sugeriu que a irradiação com laser Er:YAG pode ser útil para o condicionamento radicular na terapia periodontal.

Fujii T *et al.*[93] (1998) um estudo relatou que a superfície da raiz tratada com o laser Er:YAG a 2,5-15 mJ/pulso e 20 Hz com pulverização de água na irradiação sem contacto exibiu um aspeto gravado com exposição de numerosos tufos e/ou feixes de fibras de colagénio mineralizado, bem como microfracturas bem definidas da estrutura mineralizada.

Sasaki KM *et al.*[94] (2002) Foi efectuado um estudo para examinar as caraterísticas morfológicas e a composição química da superfície óssea após a ablação com lasers Er:YAG e CO2. A ablação com laser de Er:YAG produziu um sulco com dimensões semelhantes ao produzido pela perfuração com broca, enquanto o laser de CO2 produziu apenas uma linha carbonizada com remoção mínima de tecido. As observações SEM revelaram que a carbonização produzida pelo laser de CO2 não foi observada nos locais irradiados pelo laser de Er:YAG. A espetroscopia FTIR revelou que a composição química da superfície óssea após a ablação com laser de Er:YAG era muito semelhante à que se verificava após a perfuração com broca. A produção de substâncias tóxicas que ocorreu após a irradiação com laser de CO2 não foi observada após a irradiação com laser de Er:YAG ou perfuração com broca. Estes resultados sugerem que a utilização da ablação por laser de Er:YAG pode tornar-se um método alternativo para a cirurgia óssea oral e periodontal.

Kreister M *et al.*[95] (2002) foi efectuado um estudo in vitro para examinar o efeito bactericida de um laser Er:YAG em superfícies de implantes dentários comuns. Os resultados demonstraram o elevado potencial bactericida do laser Er:YAG em implantes de titânio com diferentes caraterísticas de superfície.

Frentzen *et al.*[96] (2002), num outro estudo, referiram que, apesar de a destartarização com laser Er:YAG ter conseguido um desbridamento completo em termos clínicos, a destartarização com laser numa configuração de painel de 160 mJ/pulso (energia de saída de 100 ou 120 mJ/pulso e densidade de energia calculada de 18,8 ou 14,5 J/cm2 por pulso, utilizando uma ponta de cinzel de 1,1 x 0,5 mm ou 1,65 x 0,5 mm, respetivamente) e 10 Hz com pulverização de água resultou numa maior perda de cemento e dentina in vitro, em comparação com a destartarização mecânica.

Sasaki KM *et al.*[97] (2002) foi efectuado um estudo para examinar a raiz dentária após a irradiação com laser de Er:YAG, em comparação com superfícies tratadas com CO2 e não tratadas, utilizando espetroscopia de infravermelhos com transformada de Fourier (FTIR). Os resultados do estudo mostraram que estes tratamentos com laser ablacionaram seletivamente mais componentes orgânicos do que componentes inorgânicos e que a irradiação com laser de Er:YAG com água de arrefecimento não causou grandes alterações de composição ou alterações quimicamente deletérias no cemento ou na dentina da raiz.

Schwarze F *et al.*[98] (2003) um estudo clínico comparou o grau de remoção do cálculo com a irradiação in vivo com laser Er:YAG a 160 mJ/pulso (saída de energia 120 mJ/pulso e tamanho da ponta do cinzel 1,65 x 0,5 mm; densidade de energia calculada 14,5 J/cm2 por pulso) e 10 Hz com a remoção após pulverização de água ou destartarização e alisamento radicular com instrumentos manuais. O tratamento com laser Er:YAG proporcionou uma remoção selectiva do cálculo subgengival a um nível equivalente ao proporcionado pela destartarização e alisamento radicular.

Aoki A *et al.*[99] (2003) num estudo em que seis pacientes brancos com queixas de hiperpigmentação gengival castanha-escura a preta foram incluídos para avaliar os benefícios clínicos do laser Er:YAG. A ablação a laser foi efectuada por um laser Er:YAG, com uma definição de 250 mJ e 15 Hz, com água e ar num modo desfocado sem anestesia tópica ou local. Em todos os doentes, não se registaram complicações em termos de dor, desconforto e hemorragia e não se observou qualquer recorrência durante o período de seguimento, que variou entre 6 e 18 meses.

Matsuyama *et al.*[100] (2003) realizaram um estudo para examinar as alterações morfológicas e os aumentos de temperatura do titânio após a irradiação com laser Er:YAG, e também para investigar o efeito deste laser no desbridamento de pilares de cicatrização contaminados. Este estudo indica que o laser Er:YAG pode ser uma nova modalidade técnica para o desbridamento da superfície do pilar do implante.

Schwarz *et al.*[101] (2003) Foi efectuado um estudo clínico para (1) avaliar os efeitos de um laser Er:YAG nas propriedades da superfície de implantes de titânio in vivo e (2) determinar a eficácia desta modalidade de tratamento para a remoção de cálculo subgengival. Os resultados do estudo demonstraram a eficácia deste tratamento com laser na remoção de cálculos subgengivais das superfícies de implantes sem qualquer dano térmico.

Kesler G *et al.*[102] (2006) foi realizado um estudo para comparar a osseointegração de implantes em ratos em locais preparados com um laser Er:YAG com a osseointegração em locais preparados com uma broca convencional, avaliando a percentagem de contacto osso-implante (BIC). Com base nos resultados deste estudo, pode concluir-se que o laser de Er:YAG pode ser utilizado clinicamente para a preparação do local do implante com bons resultados de osteointegração e cicatrização óssea e com uma percentagem significativamente mais elevada de BIC em comparação com os obtidos com os métodos convencionais.

Azzeh *et al.*[103] (2007), num outro estudo, mostraram uma superfície radicular microestruturada com desnaturação das fibras de colagénio até uma profundidade de 15 µm no cemento, após irradiação com laser Er:YAG de pulso único e contacto perpendicular a 75 mJ/pulso (densidade de energia calculada: 26,5 J/cm2 por pulso) sob pulverização de água.

Beatriz MV *et al.*[104] (2008), compararam a irradiação laser Er:YAG com ou sem destartarização e alisamento radicular convencional com o SRP apenas para o tratamento de bolsas periodontais afectadas por periodontite crónica. Concluíram que a irradiação com laser de Er:YAG pode ser utilizada como coadjuvante no tratamento de bolsas periodontais, embora tenha sido observado um ganho significativo de CAL apenas com a SRP e não com o tratamento a laser.

Yoshino T *et al.*[105] (2009), examinam histologicamente os efeitos do laser Er:YAG no tecido ósseo e a subsequente cicatrização de feridas em comparação com a eletrocirurgia num estudo a longo prazo. Concluíram que, ao contrário da eletrocirurgia, a irradiação com laser Er:YAG sem refrigerante de água ablacionou facilmente os tecidos ósseos e a alteração térmica na superfície do esmalte tratado foi mínima.

Beatriz MV *et al.*[106] (2010), compararam a irradiação com laser dopado com erbimium :ítrio alumínio e granada com ou sem destartarização convencional e alisamento radicular com SRP apenas para o tratamento de bolsas periodontais. Concluíram que o tratamento periodontal não cirúrgico com laser Er:YAG pode ser um tratamento alternativo para a redução e controlo da proliferação de microrganismos na periodontite persistente.

Galli C *et al.*[107] (2011), o objetivo do presente estudo é investigar o crescimento e a diferenciação de osteoblastos em três superfícies comercialmente disponíveis não tratadas ou após irradiação com laser Er:YAG em dois níveis 150 e 200mJ/pulso a 10 Hz. Os resultados indicam que o laser Er:YAG com o nível de energia utilizado neste estudo pode alterar o perfil da superfície dos implantes de titânio e estas alterações podem afetar negativamente a viabilidade e a atividade das células osteoblásticas. Por conseguinte, o laser Er:YAG deve ser utilizado com precaução em superfícies de titânio.

Giannelli M *et al.*[108] (2014), um estudo randomizado, de boca dividida, comparou a eficácia clínica de dois lasers dentários fotoablativos diferentes, o laser Er:YAG e o diodo, para o tratamento da hiperpigmentação gengival. Este estudo destaca a eficácia do laser de díodo para a desepitelização fotoablativa da gengiva hiperpigmentada. Sugere-se que este laser pode representar uma opção terapêutica eficaz e segura para a fotoablação gengival.

DIODO LASER

Moritz A *et al.*[109] (1998) foi efectuado um estudo para examinar o efeito a longo prazo da terapia com laser de díodo nas bolsas periodontais, no que diz respeito às suas capacidades bactericidas e à melhoria da condição periodontal. O laser de díodo revelou um efeito bactericida e ajuda a reduzir a inflamação nas bolsas periodontais, para além da destartarização. A terapia com laser de díodo, em combinação com a destartarização, apoia a cicatrização das bolsas periodontais através da eliminação de bactérias.

Bach G *et al.*[110] (2000) um estudo clínico referiu que os lasers de díodo semicondutores de baixa intensidade podem melhorar o processo de cicatrização de feridas. O seu estudo demonstrou que o laser de díodo semicondutor GaAlAs promoveu a proliferação e a diferenciação de PDLFs humanos.

Kreisler M *et al.*[111] (2001)foi efectuado um estudo para investigar os efeitos celulares de um laser de díodo GaAlAs de 810 nm na fixação de células do ligamento periodontal (PDL) in vitro. A análise de 150 espécimes não revelou diferenças significativas entre os grupos (P = 0,347, teste de Wilcoxon). O número de células, no entanto, foi ligeiramente superior nos espécimes a laser. A média foi de 66 células/mm2 no grupo do laser e 63,7 células/mm2 no grupo de controlo.

Dortbudak O *et al.*[112] (2001) Um outro estudo referiu que a utilização de terapia laser de baixo nível com um laser de díodo para tecidos moles (690 nm) durante 60 segundos após a colocação de azul de toludina O durante 1 minuto na superfície contaminada reduziu as contagens de bactérias num mínimo de 92%. Esta redução foi uma melhoria significativa, mas a eliminação completa das bactérias não foi conseguida com este comprimento de onda. O mesmo grupo conseguiu obter uma eliminação bacteriana completa num estudo que utilizou o díodo de 905 nm com azul de toludina O em todos os tipos de superfícies de implantes.

Schwarz F *et al.*[113] (2003) um estudo histológico teve como objetivo comparar os efeitos in vivo e in vitro de um laser de érbio: ítrio, alumínio e granada (Er:YAG) (ERL), combinado com um sistema de deteção de cálculos fluorescentes, um laser de díodo (DL) e raspagem e alisamento radicular (SRP) em superfícies radiculares periodontalmente doentes. Os presentes resultados in vivo mostraram que (i) o ERL, combinado com um sistema de deteção de cálculos fluorescentes, proporcionou uma remoção selectiva de cálculos subgengivais a um nível equivalente ao proporcionado pelo SRP, e (ii) o DL, utilizando esta potência, não foi adequado para a remoção de cálculos e alterou a superfície radicular de uma forma indesejável.

Shibli JA *et al.*[114] (2003) foi efectuado um estudo piloto para avaliar o potencial de cicatrização e a reosseointegração em defeitos de peri-implantite induzidos por ligaduras adjacentes a várias superfícies de implantes dentários após fotossensibilização letal. Encontraram uma correlação positiva na utilização de um laser de díodo e azul de toludina O na peri-implantite produzida experimentalmente em cães antes de procedimentos de regeneração de tecidos guiados.

Krause *et al.*[115] (2003) observaram que os valores de fluorescência do laser diminuíram significativamente após a destartarização in vitro de dentes extraídos, e os valores estavam fortemente correlacionados com a presença de cálculo.

Boarajjo JL *et al.*[116] (2004) foi efectuado um estudo para avaliar a eficácia clínica do laser de díodo InGaAsP como adjuvante da destartarização e alisamento radicular tradicionais. Os resultados do estudo concluíram que a destartarização e o alisamento radicular em combinação com o laser produzem uma melhoria clínica moderada em relação ao tratamento tradicional.

Castro GL *et al* .[117] (2006) um estudo relatou os efeitos in vivo da destartarização e alisamento radicular associados à irradiação com laser de díodo de 980 nm em superfícies radiculares periodontalmente doentes. Foram incluídos no estudo dentes com uma única raiz e dentes com raízes múltiplas considerados para extração devido a doença periodontal grave. Para a investigação microscópica, foi utilizada uma técnica de incorporação de resina para cortar os dentes não descalcificados em secções transversais de 30 micrómetros de espessura e corados. Os seguintes parâmetros foram registados por um examinador cego: resíduos remanescentes, morfologia da superfície radicular e efeitos térmicos secundários. Os resultados sugerem que o laser de díodo pode ser utilizado por rotina como adjuvante à destartarização e ao alisamento radicular sem danificar o tecido cementário.

Kamma JJ *et al*.[118] (2009) foi efectuado um estudo para comparar o efeito da destartarização e alisamento radicular (SRP) isoladamente, do tratamento com laser de díodo (Las) isoladamente e da SRP combinada com Las (SRP + Las) em parâmetros clínicos e microbianos em pacientes com periodontite agressiva. Os resultados do estudo concluíram que o tratamento assistido por laser de díodo com SRP mostrou um efeito superior ao SRP ou Las isoladamente para determinados parâmetros microbianos e clínicos em pacientes com periodontite agressiva durante o período de monitorização de 6 meses.

LASER ARGÃO

Finkbeiner RL *et al.*[119] (1995) num estudo clínico, um total de 1.328 bolsas de 30 pacientes foram tratadas com termólise de bolsas com laser de árgon em combinação com aplainamento mecânico das raízes. O tratamento com laser de árgon foi realizado utilizando uma fibra de 300 µm em contacto a 0,4 W, durante 20-30 s por bolsa, com irrigação coaxial. Relatou que as bolsas de 4-5 mm foram reduzidas numa média de 1,62 mm, as bolsas de 6-7 mm em 2,85 mm e as bolsas de 8-9 mm em 3,30 mm.

Henry CA *et al.*[120] (1995) um estudo relatou a fototoxicidade da irradiação com laser de árgon em suspensões aquosas de Porphyromonas endodontalis , Porphyromonas gingivalis , Prevotella denticola e duas estirpes de Prevotella intermedia , todas "bactérias de pigmentação negra (BPB). Foram também estudadas bactérias não pigmentadas de preto para testar a especificidade da irradiação como um potencial tratamento fotodinâmico para infecções periodontais. As suspensões celulares foram irradiadas com um laser de árgon a fluências de 20-200 J/cm2. O conteúdo de protoporfirina IX nas células BPB demonstrou não ser um fator importante na determinação da fotossensibilidade. Foi necessário oxigénio durante a irradiação para que as espécies BPB fossem afectadas. As bactérias não pigmentadas de preto foram muito menos sensíveis à irradiação do que as BPB.

Finkbeiner RL *et al.*[121] (1995) um estudo de coorte não controlado relatou os efeitos do tratamento da periodontite crónica utilizando um laser de árgon combinado com destartarização subgengival e irradiação com clorhexidina. Os resultados mostraram reduções de 1,62, 2,85 e 3,30 mm para DPs iniciais de 4 a 5, 6 a 7 e 8 a 9 mm, respetivamente. Além disso, registou-se uma diminuição de 75% no BOP.

Henry CA *et al.*[122] (1996) um estudo referiu que o laser de árgon a um nível baixo tem um efeito bactericida nas espécies Prevotella e Porphyromonas na presença de oxigénio. Sugeriram que doses baixas de radiação laser de árgon podem ser eficazes no tratamento de infecções clínicas causadas por espécies de Prevotella e Porphyromonas associadas a biofilmes.

Sanz JD *et al.*[123] (2013) O objetivo deste estudo clínico piloto único mascarado é comparar a resposta dos tecidos e a dor pós-operatória após a utilização do laser de díodo (810 nm) como adjuvante da cirurgia de retalho de Widmann modificado com a do retalho de Widmann modificado isolado. Concluíram que a utilização de um laser de díodo de 810nm proporcionou benefícios adicionais à cirurgia de retalho de Widmann modificado em termos de menor edema e dor pós-operatória.

LASER DE ALEXANDRITE

Rechmann P *et al.*[124] (2000) um estudo referiu que o laser de Alexandrite, com uma fluência de 1 J/cm2 e uma taxa de repetição de impulsos de 55 Hz, sob arrefecimento a água, podia ablacionar seletivamente o cálculo supra e subgengival, bem como a placa dentária. Este laser tem um comprimento de onda no espetro ultravioleta e, por conseguinte, não produz quaisquer danos morfológicos na superfície do esmalte ou no cemento radicular, embora tenham sido detectadas alterações de composição extremamente ligeiras, tais como uma redução mínima da banda de amida II, no cemento apagado através da análise de espetroscopia FTIR.

Rechmann P *et al.*[125] (2000) um outro estudo demonstrou que não houve danos pulpares após a remoção do cálculo com o laser de Alexandrite a 1,5-6 J/cm2 e 70 Hz (duração do pulso 1µs) sob arrefecimento a água em cães. No entanto, o mecanismo de ablação selectiva ainda não foi esclarecido.

Shah G *et al.*[126] (2002) o objetivo deste estudo foi a utilização bem sucedida do laser de alexandrite Q switched para a remoção de uma tatuagem de amálgama. O estudo concluiu que houve um clareamento significativo da tatuagem com a irradiação do laser de alexandrite Q switched.

LASERS EXCIMER

Frentzen M *et al.*[127] (1992), numa experiência in vitro, demonstraram que o excimer laser ArF, com um comprimento de onda de 193 nm, podia remover eficazmente o cálculo dentário sem causar qualquer dano à superfície subjacente. A superfície do cemento estava limpa, e apenas uma ligeira rugosidade podia ser observada após a irradiação, apoiando a utilização de excimer lasers para a destartarização a laser.

Folwacznil M *et al.*[128] (1999) um estudo referiu que o excimer laser XeCl de 308 nm de comprimento de onda podia ablacionar eficazmente o cálculo dentário sem danos térmicos ou produção de smear layer.

LASERS EM IMPLANTOLOGIA DENTÁRIA

Kreisler M *et al.*[129] (2002) foi efectuado um estudo para analisar as potenciais alterações de superfície em implantes dentários endósseos induzidas pela irradiação com lasers dentários comuns. Discos de titânio lisos, revestidos a hidroxiapatite, jactados com areia e gravados com ácido, pulverizados com plasma e irradiados com Nd:YAG, Ho:YAG, Er:YAG, CO2 e

GaAIAs em vários níveis de potência. Os espécimes foram examinados por microscopia eletrónica de varrimento e espetroscopia de dispersão de energia. Os resultados do estudo indicam que os lasers Nd:YAG e Ho:YAG não são adequados para utilização na descontaminação de superfícies de implantes, independentemente da potência de saída. No caso do laser Er:YAG e do laser de CO2, a potência de saída deve ser limitada para evitar danos na superfície. O laser GaAIAs parece ser seguro no que respeita a possíveis alterações da superfície.

Kreisler M *et al.*[130] (2002), num outro estudo, referiram que o laser Er:YAG a 100mJ/pulso e 10 Hz sob irrigação com água não danifica as superfícies de titânio e não afecta a fixação de células semelhantes a osteoblastos. Os seus resultados clínicos preliminares também demonstraram que o tratamento não cirúrgico da peri-implantite com laser Er:YAG a 100mJ/pulso e 10Hz sob irrigação com água levou a uma redução estatisticamente significativa da profundidade da bolsa e a um aumento do nível de fixação clínica.

O mesmo estudo também referiu que o laser Er:YAG causa danos na superfície do titânio a um nível de energia elevado, como 100mJ/pulso, mas não resulta em qualquer alteração morfológica ou grande elevação da temperatura a um nível de energia baixo, inferior a 50mJ/pulso e 30 Hz, com refrigerante de água, o que é adequado para o tratamento periodontal.

A descontaminação eficaz da superfície do implante sem elevação excessiva da temperatura e sem qualquer alteração morfológica por lasers de CO2 ou Er:YAG foi registada in vitro por Kato et al. e Kreisler et al.

Kesler G *et al* .[131] (2006) foi realizado um estudo para comparar a osseointegração de implantes em ratos em locais preparados com um laser Er:YAG com a osseointegração em locais preparados com uma broca convencional, avaliando a percentagem de contacto osso-implante (BIC). Com base nos resultados deste estudo, pode concluir-se que o laser de Er:YAG pode ser utilizado clinicamente para a preparação do local do implante com bons resultados de osteointegração e cicatrização óssea e com uma percentagem significativamente mais elevada de BIC em comparação com os obtidos com os métodos convencionais.

Schwarz F *et al.*[132] (2007) foi efectuado um estudo de boca dividida para avaliar a influência da preparação do leito do implante utilizando um laser Er:YAG na osseointegração de implantes de titânio. Um total de 24 canais de implantes foram preparados nos maxilares inferiores de quatro cães beagle utilizando (i) um dispositivo laser Er:YAG (ERL), ou (ii) brocas convencionais (CD) de acordo com um desenho de boca dividida (n=6 canais de implantes por animal). Três implantes de titânio do tipo parafuso de diferentes fabricantes foram inseridos aleatoriamente em ambos os grupos para avaliar a cicatrização submersa às 2 e 12 semanas. A largura do espaço peri-implantar (WPG) e o contacto osso-implante (BIC) foram avaliados histomorfometricamente. Os resultados do estudo concluíram que o ERL pode representar uma ferramenta promissora para a preparação do leito do implante.

Arnabat D *et al.*[133] (2009) um relato de caso recente mencionou, três casos diferentes com implantes na área anterior, foram operados com laser de erbium, chromium: yttriumscandium- gallium garnet. Buscando uma forma de preservar a gengiva aderida, levantaram um retalho trapezoidal, descobrindo cada implante e permitindo o reposicionamento apical e a transposição da gengiva queratinizada para vestibular. Os resultados obtidos foram comparados com os de outros pacientes operados com bisturi convencional. O laser de érbio, crómio:ítrio-escândio-gálio-garnet (Er,Cr:YSGG) minimizou a dor pós-operatória e o tempo de reabilitação protética também foi reduzido. Os resultados estéticos foram muito superiores e não foram registadas complicações.

Badran Z *et al.*[134] (2011) num dos relatos de casos recentes, um caso de peri-implantite grave foi tratado com sucesso através de uma abordagem combinada não cirúrgica e cirúrgica, em que o desbridamento/descontaminação da superfície do implante foi efectuado com um dispositivo laser de granada de ítrio e alumínio dopado com érbio (Er:YAG).

Kusek ER *et al.*[135] (2011) um estudo recente relatou a utilização de um laser de érbio para utilizar a fotoacústica para reduzir as bactérias em locais de osteotomia que estavam infectados por patologia apical. Foi registada uma redução das contagens bacterianas através da realização de culturas bacterianas após o tratamento com laser. Foram feitas zaragatoas após a extração do dente e depois de o laser ter sido colocado no local da osteotomia. Os resultados mostraram uma redução notável das bactérias e nenhum vestígio de bactérias virulentas.

TERAPIA LASER DE BAIXA INTENSIDADE

Gerschman JA *et al.*[136] (1994) num estudo duplamente cego, indivíduos com hipersensibilidade dentinária receberam LLLT. O tratamento foi repetido em intervalos de uma semana, duas semanas e oito semanas. Verificou-se uma redução da sensibilidade tátil e térmica, que foi ainda mais acentuada na segunda e oitava semanas.

Eckerdal A *et al.*[137] (1996) Está documentado que a LLLT tem um efeito de alívio da dor na nevralgia do trigémeo. Num estudo duplamente cego, 16 pacientes foram tratados semanalmente durante 5 semanas. Após esse período, 10 doentes estavam livres de dores e dois tinham visivelmente menos dores; quatro doentes não sofreram alterações. No seguimento de 1 ano, seis doentes estavam livres de dores.

Walsh LJ *et al.*[138] 1997 também existem provas de que a LLLT aplicada com lasers HeNe pode reduzir a hipersensibilidade dentinária. Num estudo clínico aleatório, em dupla ocultação, que envolveu 19 indivíduos, a hipersensibilidade foi avaliada utilizando um estímulo mecânico (um explorador afiado) e um estímulo térmico (um jato de ar frio de uma seringa dentária), enquanto a vitalidade pulpar foi medida utilizando um estímulo elétrico. Imediatamente após o tratamento com laser e durante os três meses seguintes, o nível de desconforto percepcionado pelos indivíduos diminuiu. O tratamento com laser HeNe reduziu a hipersensibilidade da dentina ao ar em 63% e à estimulação mecânica em 61% durante três meses. Todos os dentes permaneceram vitais após o tratamento a laser, sem reacções adversas ou complicações.

Fujimaki Y *et al.*[139] (2003), num estudo realizado para examinar os efeitos da terapia laser de baixa intensidade (LLLT) na produção de espécies reactivas de oxigénio (ROS) por neutrófilos humanos, verificaram que o efeito atenuante da LLLT era maior nos neutrófilos de fumadores do que nos de não fumadores, enquanto a quantidade de ROS produzida era maior nos neutrófilos de fumadores. A expressão de CD11b e CD16 na superfície dos neutrófilos não foi afetada pela LLLT. Isto prova que existe uma possível utilização da LLLT para melhorar a cicatrização de feridas em fumadores.

Kreisler M *et al.*[140] (2003) estudos relataram a estimulação de fibroblastos periodontais humanos, a redução do índice de gengivite, da profundidade das bolsas, do índice de placa, do fluido gengival, do nível de MMP-8, após irradiação com laser de GaAlAs de baixo nível e há resultados positivos após gengivectomias utilizando terapia laser de baixo nível.

Hopkins J *et al.*[141] (2004) foi efectuado um estudo para avaliar os efeitos putativos da LLLT na cicatrização, utilizando um modelo experimental de ferida. Foram induzidas duas abrasões padronizadas de 1,27 cm2 no antebraço anterior. Após a limpeza da ferida, foram registadas fotografias digitais padronizadas. Em seguida, cada sujeito recebeu LLLT (8 J/cm2; tempo de tratamento 5 2 minutos, 5 segundos; frequência de pulso 5.700 Hz) em uma das duas feridas escolhidas aleatoriamente de um laser ou de um cabeçote de cluster de 46 diodos simulado. Nos dias 6, 8 e 10, os testes de acompanhamento revelaram que o grupo do laser tinha feridas mais pequenas do que o grupo simulado, tanto nas feridas tratadas como nas não tratadas. A LLLT resultou numa melhor cicatrização, medida pela contração da ferida. Os dados indicam que a LLLT é uma modalidade eficaz para facilitar a contração de feridas de espessura parcial.

Culoudio J *et al.*[142] (2006) num estudo clínico selecionaram vinte pacientes com doença periodontal, nos quais foi planeado um tratamento de gengivectomia aos dentes pré-molares maxilares e mandibulares bilaterais. Após a gengivectomia, um dos lados foi submetido à LLLT com comprimento de onda de 685 nm, potência de saída de 50 mW e densidade de energia de 4 J/cm2. O outro lado foi utilizado como controlo e não recebeu irradiação laser.

A cicatrização foi avaliada, clínica e biometricamente, imediatamente após a cirurgia e no 3º dia,

7, 14, 21, 28 e 35. A avaliação clínica mostrou uma melhor reparação no grupo do laser, principalmente após o terceiro dia. A LLLT provou ser um tratamento adjuvante eficaz que parece promover a cicatrização após a gengivectomia.

Milanezi *et al.*[143] (2008) Um estudo histométrico realizado para avaliar a influência da terapia fotodinâmica na perda óssea nas áreas de furca em ratos com doença periodontal induzida experimentalmente em ratos. Relataram que a PDT pode ser uma alternativa eficaz para o controlo da perda óssea nas áreas de furca na periodontite.[136]

Aykol G *et al.*[144] (2011) avaliaram o efeito da terapia com laser de baixa intensidade como adjuvante da terapia periodontal não cirúrgica em pacientes fumadores e não fumadores com periodontite moderada a avançada. Concluíram que a LLLT como terapia adjuvante ao tratamento periodontal não cirúrgico melhora a cicatrização periodontal.

Lalitha T *et al.*[145] (2014) neste estudo, dois pacientes sistemicamente saudáveis com recessão de grau 2 de Millers em 33 e 41, respetivamente, foram tratados com enxerto gengival livre. Após a cirurgia, o segundo paciente recebeu LLT usando laser de diodo de 830 nm, com potência de saída de 0,1 W no primeiro dia, meia hora após a cirurgia, no dia 3rd , no dia 7th e no dia 9th . Foi observada neovascularização em ambos os doentes, mas o segundo doente registou um aumento acentuado da vascularização no quarto e no 10.º diath e uma redução drástica da dor no 4.º dia, sem alterações no 10.º diath . Os resultados mostraram que o LLT foi um tratamento adjuvante eficaz na promoção da revascularização e no controlo da dor durante a cicatrização precoce do enxerto gengival livre.

CAPÍTULO 17

TENDÊNCIAS FUTURAS DOS LASERS

Estão em curso investigações sobre diferentes comprimentos de onda de lasers. Outras aplicações ou instrumentos objeto de investigação são:

1. Estão em curso investigações com comprimentos de onda diferentes dos lasers de érbio para a ablação de tecidos duros dentários.
2. Está a ser desenvolvido um novo comprimento de onda de CO_2 de 9,6 µ.
3. O laser de Alexandrite de dupla frequência (fdA) está também a ser desenvolvido.

A ablação selectiva de cáries escuras e brancas supra e de cálculo subgengival e placa microbiana é possível utilizando um laser "azul". Outro passo científico na investigação é provar se as bactérias seriam influenciadas pela irradiação e se o laser fdA pode atingir esse objetivo.

As estirpes laboratoriais de E.coli e Bacteroides vulgaries foram irradiadas enquanto eram colocadas numa solução tampão opticamente transparente. Foi projectada uma fluência de 0,02 J/cm^2 . Apenas uma fração de 1% de bactérias sobrevive a uma dose de $1,4 \times 10^6$ J/m^2 . Após a aplicação de uma dose de 5×10^6 J/m^2 , não foram encontrados germes viáveis. Uma vez que as bactérias numa solução opticamente transparente são difíceis de manipular, é necessário efetuar mais investigação na área da redução bacteriana com luz laser azul.[87]

Embora os lasers sejam utilizados na terapia periodontal há mais de 10 anos, os clínicos ainda mal começaram a explorar o enorme potencial desta forma de energia...

CAPÍTULO 18

CONCLUSÃO

Os lasers têm sido utilizados em vários campos da medicina dentária e têm aplicações iguais no mundo da periodontia. À medida que a compreensão da natureza da luz laser evolui, os lasers serão utilizados de forma mais eficaz no tratamento das doenças periodontais. Atualmente, entre os diferentes tipos de lasers disponíveis, o Er:YAG e o Er,Cr:YSGG são os mais promissores e possuem caraterísticas adequadas para o tratamento dentário, devido à sua dupla capacidade de ablação de tecidos moles e duros com danos mínimos.

Os lasers são uma modalidade de tratamento com um potencial impressionante para uma variedade de condições clínicas. Têm sido utilizados para a destartarização subgengival, a superfície radicular lisa, a frenectomia, a gengivectomia, o alongamento de coroas, a degranulação de tecidos, a curetagem gengival, etc.

Os sistemas laser que aplicam o efeito de ablação da energia da luz, que é completamente diferente do desbridamento mecânico convencional, podem emergir como uma nova modalidade técnica para a terapia periodontal não cirúrgica e terão o potencial de se tornar parte dos cuidados dentários de rotina num futuro próximo.

O laser ajuda a retardar a migração epitelial, altera a biocompatibilidade da superfície do cemento e torna-a desfavorável à fixação de fibroblastos.

As principais vantagens do laser são o facto de haver uma hemorragia mínima, menos dor, um edema mínimo, uma melhor cicatrização e não ser necessária sutura. A principal desvantagem seria o fator custo e o fumo que é emitido, chamado "pluma de laser". Alguns clínicos ainda têm receio de entrar nesta área interessante devido ao tamanho e ao custo do equipamento. Os lasers continuarão a ser cada vez mais pequenos e menos dispendiosos.

Isto é verdade para todas as tecnologias, se considerarmos a história dos computadores e das calculadoras de bolso. Os lasers originais não só eram grandes como tinham preços de seis dígitos. Os lasers dentários actuais são mais pequenos, leves, altamente portáteis e com preços mais razoáveis.

A maioria dos utilizadores de laser referem um aumento das referências e dos rendimentos da clínica quando utilizados de forma ética e eficiente, sendo que este aumento resulta de uma maior aceitação de determinados tratamentos por parte dos doentes. Os doentes sentem um desconforto mínimo no pós-operatório, o que leva a um aumento das referências.

A segurança do laser tem de ser mantida durante a cirurgia. As terapias com laser estão agora a ser bem documentadas e estão a ganhar ampla aceitação. O laser abre, assim, um caminho promissor para a investigação que pode, em última análise, conduzir a mudanças revolucionárias no domínio da periodontia clínica.

Gostaria de concluir com a citação *de Apfelberg (1987) de* que os lasers são um **"bisturi novo e diferente"** e que vieram para ficar ...

A tecnologia laser floresceu nos últimos anos, com o aparecimento de novos meios activos e comprimentos de onda. Além disso, os sistemas de aplicação de laser estão a ser miniaturizados e tornaram-se mais flexíveis e práticos de utilizar. Com estes avanços impressionantes, aumentou o potencial para uma maior aplicação clínica dos lasers na cirurgia e na medicina.

medida que os preços e os tamanhos continuarem a diminuir nos próximos 20 anos, mais médicos de clínica geral e especialistas utilizarão lasers para efetuar uma vasta gama de procedimentos periodontais.

Existem muitas aplicações clínicas para vários lasers de tecidos moles, que são essencialmente trabalhos em curso neste momento. A terapia periodontal evoluiu para uma fase em que é possível obter ganhos previsíveis nos níveis de fixação e nas estruturas ósseas.

Uma das principais preocupações seria o efeito da energia laser no ligamento periodontal que rodeia o dente, logo após o ápice do dente. Até à data, a investigação concluiu que os efeitos do periodonto quando se utiliza a energia laser Er:YAG são mínimos e não foram observados efeitos discerníveis no periodonto. *Kimura et al* irradiaram 20 dentes humanos extraídos com energia laser Er:YAG.

Com a utilização de um termopar e de microscopia eletrónica de varrimento, descobriram que a temperatura da superfície da raiz não aumentava significativamente e, por conseguinte, não havia indícios de carbonização ou fusão.

BIBLIOGRAFIA

1. Rachel Chanthaboury, Tassos Irinakis. A utilização de lasers para o desbridamento periodontal: ferramenta de marketing ou teoria comprovada. J Can Dent Assoc 2005;71(9):653-8.

2. Maiman TH. Radiação ótica estimulada em rubi. Nature 1960;187:493-4.

3. Oelgiesser D, Blasbalg J, Ben Amar A. Preparação de cavidades com laser Er-YAG no aumento da temperatura pulpar. Am J Dent 2003;16(2):96-8.

4. Debora C. Mattews. Ver a luz - a verdade sobre os lasers de tecidos moles e a terapia periodontal não cirúrgica. J Can Dent Assoc 2010;76:1-5.

5. Parker S. Introdução, história dos lasers e produção de luz laser. Br Dent J 2007;202:21-31.

6. Ishikawa I, Aoki A, Takasaki AA. Potenciais aplicações do laser Er:YAG em periodontia. J Periodontal Res 2004;39:275-85.

7. Ugo Caruso, Livia Natri, Raffaele Piccolomini, Simonetta D Ercole, Clelia Mazza, Luigi Guida. Utilização do laser de díodo 980nm como terapia adjuvante no tratamento da periodontite crónica. Um ensaio clínico controlado e aleatório. New Microbiologica 2008;31:513-8.

8. Parker S. Low level laser use in dentistry. Br Dent J 2007;202:131-8.

9. Colucci DJ.Fundamentals of dental lasers:science and instrumentation. Dent Clin N Am 2004;48:751-70.

10. Piccioni PJ.Dental laser safety. Dent Clin N Am 2004;48:795-807.

11. http://www.wtia.com.au. Nota de orientação 9, Segurança dos lasers, 2003.

12. Parker S. Laser regulation and safety in general dental practice. Br Dent J 2007;202:523-32.

13. http://www.geocites.com/propertiesof luz laser

14. http://www.geocities.com/muldoom432/laser tipos e classificações.htm

15. Parker S. Interação entre o laser e os tecidos. Br Dent J 2007;202:73-81.

16. O efeito dos lasers nos tecidos duros dentários. J Am Dent Assoc 1993;124:65-70.

17. Akira Aoki, Katia Miyuki Sasaki, Hisashi Wantanabe ,Isao Ishikawa. Lasers na terapia periodontal não cirúrgica. Periodontologia 2000 2004:36:59-97.

18. Jeffrey A. Rossmann & Charles M. Cobb. Lasers na terapia periodontal. Periodontologia

2000 1995;9;150-64.

19. http://www.laserdentistry.org. Academia de medicina dentária a laser 2008

20. Parker S. Lasers e tecidos moles: terapia periodontal. Br Dent J 2007;202:309- 15.

21. Azzeh MM. Tratamento da hiperpigmentação gengival com laser Er:YAG para fins estéticos. J Periodontol 2007;78:177-84.

22. Arashiro DS, Rapley JW, Cobb CM. Avaliação histológica de incisões na pele de suínos produzidas por laser de CO2, eletrocirurgia e bisturi. Int J Periodontics Restorative Dent 1996;16:479-91.

23. Rossmann JA, Gottiebs,MC Quade. Effect of CO2 laser irradiation on gingiva. J Periodontol 1987;58:423-5.

24. Pick RM, Pecaro BC. Utilização do laser de CO2 na cirurgia dentária de tecidos moles. Lasers Surg Med 1987;7:207-13.

25. Barak S, Kaplans . O laser de CO2 na excisão da hiperplasia gengival causada pela nifidipina. J Clin Periodontol 1988;15:633-5.

26. Relatório da Academia, lasers em periodontia. J Periodontol 2002;73:1231-9.

27. Halldorsson T, Langerhoc J. Thermodynamic analysis of laser irradiation of biological tissue. Appl Opt 1978;17:39-48.

28. Douglas N, Ronald D Bushick. Laers em medicina dentária. J Am Dent Assoc 2004;135:204-12.

29. Yukna RA, Carr RL, Evans GH. Avaliação histológica de um novo procedimento de fixação assistido por laser de Nd:YAG em humanos. Int J Periodontics Restorative Dent. 2007 Dec;27(6):577-87.

30. Robert H, Mc Carthy. Laser ENAP para regeneração óssea periodontal. Dentistry today. 1998;17:5

31. Revista internacional de odontologia a laser. 2001;3:4-8.

32. Ishikawa I, Aoki A, Takasaki AA. Potenciais aplicações do laser Er:YAG em periodontia. J Periodontal Res 2004;39:275-85.

33. Aoki A, Ando Y. Estudos in vitro sobre a destartarização a laser do cálculo subgengival com um laser Er:YAG. J Periodontol 1994;65:1097-106.

34. Aoki A, Ishikawa I, Yamada T et al. Comparação entre o laser Er:YAG e a técnica convencional para o tratamento de cáries radiculares in vitro. J Dent Res 1998;77:1404- 14.

35. Aoki A, Miura M, Akiyama F et al. Avaliação in vitro da destartarização a laser Er:YAG do cálculo subgengival em comparação com a destartarização ultra-sónica. J Periodontal Res 2000;35:266-77.

36. Ishikawa I, Sasaki KM et al. Effect of Er:YAG laser on periodontal therapy. J Int Acad Periodontol 2003;5:23-8.

37. A Academia de Odontologia a Laser. Comprimento de onda em destaque: díodo - o laser de díodo em medicina dentária.2000;8:13.

38. Powell GL, Blankenau RJ. Cura a laser de materiais dentários. Dent Clin N Am 2000;44:923-30.

39. Nammour S et al. Aumento da retenção de fluoreto no esmalte por laser de árgon de baixa fluência in vivo. Laser Surg Med 2003;33:260-3.

40. Sulewski JG. Historical survey of laser dentistry. Dent Clin N Am 2000;44:717- 52.

41. Rechmann P, Henning T. Selective ablation of sub and supragingival calculus with a frequency doubled Alexandrite laser. Proc SPIE 1995;23:203-10.

42. Frientzen M, Koort HJ, Thiensiri I. Excimer lasers in dentistry; future possibilities with advanced technology. Quintessence Int 1992;23:117-33.

43. Martin e Winkler. Lasers em Implantologia dentária. Dent Clin N Am 2004;48:999-1015.

44. Branemark PI, Zarb GA. Tissue integrated prostheses: osseointegration in clinical dentistry. Chicago ;Quintessence publishing;1985.

45. Erikson R, Albrektsson T. Temperature threshold levels for heat induced bone tissue injury. J Prosthet Dent 1983;50:101-7.

46. Bach G, Neckel C, Mall C. Terapia convencional versus terapia assistida por laser da periimplantite: um estudo comparativo de cinco anos. Implant Dent 2000;9(3):247-51.

47. Shibli JA, Martins MC, Theodoro LH. Fotossensibilização letal no tratamento microbiológico da peri-implantite induzida por ligadura: um estudo preliminar em cães. Oral Sci 2003;45(1):17-23.

48. Enwemeka CS, Parker JC, Dowdy DS. The efficacy of low power lasers in tissue repair and pain control: a meta analysis study. Photomed Laser Surg 2004;22:323-9.

49. Kirpa Johar; Fundamentos da odontologia a laser (Livro)

50. Kreisler M, Christoffers AB, et al. Effect of low level GaAlAs laser irradiation on the proliferation rate of human periodontal ligament fibroblast: an in vitro study. J Clin

Periodontol 2003;30:353-8.

51. Leandro Araujo Fernandes et al . Avaliação radiográfica da terapia fotodinâmica como tratamento coadjuvante na periodontite induzida em ratos imunossuprimidos. J Appl Oral Sci 2010;18:237-43.

52. Parker S. Laser regulation and safety in general dental practice. Br Dent J 2007;202:523-32.

53. P.J Piccioni.Segurança do laser dentário. Dent Clin N Am 2004;48:795-807.

54. http://www.wtia.com.au. Nota de orientação 9, Segurança dos lasers, 2003.

55. Pick RM, Pecaro BC, Silberman CJ. A gengivectomia a laser. A utilização do laser de CO2 para a remoção da hiperplasia de fenitoína. J Periodontol 1985;56(8):492-6.

56. Barak S, Kaplan I. O laser de CO2 na excisão da hiperplasia gengival causada pela nifedipina. J Clin Periodontol 1988;15(10):633-5.

57. Tucker D, Cobb CM, Rapley JW, Killoy WJ. Morphologic changes following in vitro CO2 laser treatment of calculus-ladened root surfaces. Lasers Surg Med 1996;18:150-56.

58. Coffelt DW, Cobb CM, Determinação do limiar da densidade de energia para a ablação de bactérias por laser; um estudo in vitro. J Clin Periodontol 1997;24:1-7.

59. MisraV, Mehrotra KK, Dixit J, Maitra SC .Effect of a carbon dioxide laser on periodontally involved root surfaces. J Periodontol 1999;70(9):1046-52.

60. Barone A, Covani U, Crepsi R, Romanos GE. Alterações morfológicas da superfície radicular após irradiação com laser de CO2 focado versus desfocado: uma análise de microscopia eletrónica de varrimento. J Periodontol 2002:73:370-3.

61. Crespi R, Barone A, Covani U, Ciaglia RN, Romanos GE. Efeitos do tratamento com laser de CO2 na fixação de fibroblastos às superfícies radiculares. Uma análise de microscopia eletrónica de varrimento.J Periodontol 2002;73:1308-12.

62. Miyazaki A et al. Efeitos do tratamento com laser Nd:YAG e CO2 e da destartarização ultra-sónica nas bolsas periodontais de pacientes com periodontite crónica. J Periodontol 2003;74:175-80.

63. Choi KH, Im SU, Choi SH, Kim CK. Efeito do laser de dióxido de carbono nos parâmetros clínicos e na IL - 1 beta crevicular quando utilizado como adjuvante da cirurgia de retalho gengival. J Int Acad Periodontol 2004;6(1):29-36.

64. Crespi R, Barnone A, Covani U. Histologic evaluation of three methods of periodontal root surface treatment in humans. J Peridontol 2005;76:476-81.

65. Hayac CM , Ustuny, Essen E, Ozceliko. Abordagem de tratamento combinado de gengivectomia e laser de CO2 para o sobrecrescimento gengival induzido pela ciclosporina. Quintessence Int. 2007 Jan;38(1):e54-9.

66. Stephanie L et al. " Efeito microbiológico subgengival da irradiação única com laser de CO2: Um estudo piloto. J Periodontol 2007;78:2331-7

67. Pope et al. Utilização do laser de carbondioxido como adjuvante da destartarização e alisamento radicular para novas fixações clínicas: Uma série de casos. J Periodontol 2013;16:5-9.

68. Tseng P, Liew V. A utilização de um laser dentário Nd:YAG na terapia periodontal. Aust Dent Assoc News Bull 1991:3-6.

69. WhiteJM, GoodisHE, RoseCL. Utilização do laser Nd:YAG pulsado para cirurgia intra-oral de tecidos moles. Lasers Surg Med 1991;11(5):455-61.

70. Spencer P, Trylovich DJ, Cobb CM. Caracterização química de superfícies radiculares com lase utilizando a espetroscopia fotoacústica de infravermelhos com transformada de Fourier. J Periodontol 1992;63:633-36

71. Cobb CM, McCawley TK, Killoy WJ. A preliminary study on the effects of the Nd:YAG laser on root surfaces and subgingival microflora in vivo. J Periodontol 1992;63:701- 7.

72. Gold SI, Vilardi MA. Efeitos do raio laser pulsado na gengiva. J Clin Periodontol 1994;21:391-6.

73. Thomas D, Rapley J, Cobb C, Spencer P, Killoy W. Effects of the Nd:YAG laser and combined treatments on in vitro fibroblast attachment to root surfaces. J Clin Periodontol 1994;21:38-44.

74. Radvar M, Creanor SL, Gilmour WH, Payne AP, McGadey J, Foye RH, Whitters CJ, Kinane DF. An evaluation of the effects of an Nd:YAG laser on subgingival calculus, dentine and cementum. Um estudo in vitro. J Clin Periodontol 1995:22:71-7.

75. Wilder-Smith P, Arrastia AM, Schell MJ, Liaw LH, Grill G, Berns MW. Effect of ND:YAG laser irradiation and root planing on the root surface: structural and thermal effects. J Periodontol 1995;66:1032-9.

76. Ben Hatit Y, Blum R, Severin C. The effects of a pulsed Nd:YAG laser on subgingival bacterial flora and on cementum; An in vivo study. J Clin Laser Med Surg 1996;14:137-43.

77. Neil ME, Mellonig JT. Eficácia clínica do laser Nd:YAG para a terapia combinada da periodontite. Pract Periodontics Aesthet Dent 1997;9:1-5.

78. Moritz A et al. Bacterial reduction in periodontal pockets through irradiation with a

diode laser: a pilot study. J Clin Laser Med Surg 1997;15:33-7.

79. Gutknecht N, Zimmermann R, Lampert F. Lasers em periodonologia: estado da arte. J Oral Laser Appl 2001;1:169-79.

80. Liu CM, Shyu YC, Pei SC, Lan WH, Hou LT. Efeito in vitro da irradiação laser na endotoxina ligada ao cemento isolada de raízes periodontalmente doentes. J Periodontol 2002;73:1260-6

81. Coluzzi DJ. Lasers e curetagem de tecidos moles: Uma atualização. Compêndio 2002; 23:1104-11.

82. Gutkencht N, Radufi P. Reduction of specific microorganisms in periodontal pockets with the aid of an Nd: YAG laser - an in vivo study. J Oral Laser Appl 2002;2:175-80.

83. Miyazaki A et al. Efeitos do tratamento com laser Nd:YAG e CO2 e da destartarização ultra-sónica nas bolsas periodontais de pacientes com periodontite crónica. J Periodontol 2003;74:175-80.

84. Ambrosini P, Miller N, Briancon S, Gallina S. Avaliação clínica e microbilógica da eficácia do laser Nd:YAG para o tratamento inicial da periodontite em adultos; um estudo controlado e aleatório. J Clin Periodontol 2005;32:670-6.

85. Yukna RA, Carr RL, Evans GH. Avaliação histológica de um novo procedimento de fixação assistido por laser Nd:YAG em humanos. Int J Periodontics Res Dent 2007 Dec;27(6):577-87

86. Slot DE et al. " O efeito do laser Nd:YAG pulsado na terapia periodontal não cirúrgica. J Periodontal 2009;80:1041-56

87. Qadri T et al. "A short term evaluation of Nd:YAG laser as an adjunct to scaling and root planing in treatment of periodontal inflammation" [Avaliação a curto prazo do laser Nd:YAG como adjuvante da destartarização e alisamento radicular no tratamento da inflamação periodontal]. J Periodontol 2010;81:1161-66

88. Dilsiz A et al. " The combined use of Nd:YAG laser and enamel matrix protein in the treatment of periodontal intrabony defects. J Periodontol 2010;81:1411-18

89. Aoki A, Ando Y, Watanabe H, Ishikawa I. Estudos in vitro sobre a descamação a laser do cálculo subgengival com um laser Erbium: YAG. J Periodontol 1994;65:1097-1106.

90. Ando Y, Aoki A, Watanabe H, Ishikawa I. Bactericidal effect of erbium YAG laser on periodontopathic bacteria. Laser Surg Med 1996;19(2):190-200.

91. Israel M, Cobb CM, Rossmann JA, Spencer P. The effects of CO2, Nd:YAG and Er:YAG lasers with and without surface coolant on tooth root surfaces. Um estudo in vitro. J

Clin Periodontol 1997;24:595-602.

92. Yamaguchi H, Kobayashi K, Osada R, Sakuraba E, Nomura T, Arai T, Nakamura J. Effects of irradiation of an erbium:YAG laser on root surfaces. J Periodontol 1997;68(12):1151-5

93. Fujii T, Baehni PC, Kawai O, Kawakami T, Matsuda K, Kowashi Y. Estudo microscópico eletrónico de varrimento dos efeitos do laser Er:YAG no cemento radicular. J Periodontol 1998;69:1283-90

94. Sasaki KM, Aoki A, Ichinose S, Yoshino T, Yamada S, Ishikawa I. Microscopia eletrónica de varrimento e análise de espetroscopia de infravermelhos com transformada de Fourier da remoção de osso utilizando lasers Er:YAG e CO2. J Periodontol 2002;73:643-52

95. Kreisler M, Kohnen W, Marinello C et al. Bactericidal effect of the Er:YAG laser on dental implant surfaces: an in vitro study. J Periodontol 2002;73:1292-8.

96. Frentzen M, Braun A, Aniol D. Raspagem com laser Er:YAG de superfícies radiculares doentes. J Periodontal 2002;73:524-30.

97. SasakiKM, AokiA, MasunoH, IchinoseS, YamadaS, IshikawI.Análise da composição do cemento radicular e da dentina após irradiação com laser de Er:YAG em comparação com raízes intactas e com laser de CO2, utilizando espetroscopia de infravermelhos com transformada de Fourier. J Periodontal Res 2002;37(1):50-9.

98. Schwarz F, Rothamel D, Becker J. Influência de um laser Er:YAG na estrutura da superfície de implantes de titânio. J Clin Periodontol 2003;113:660-71

99. Aoki A, Ishii S, Mizutani K, Takasaki AA, Watanabe H, Ishikawa I. Aplicação do laser Er:YAG para remoção da pigmentação de tatuagens metálicas originadas por partículas metálicas protéticas. A 15ª Reunião Anual da Sociedade Japonesa de Medicina Dentária a Laser. 2003:45 (Resumo)

100. Matsuyama T, Aoki A, Oda S, Yoneyama T, Ishikawa I. Efeitos da irradiação com laser Er:YAG em materiais de implantes de titânio e superfícies contaminadas de pilares de implantes. J Clin Laser Med Surg 2003;21:7-17.

101. Schwarz F, Sculean A, Berakdar M, Georg T, Becker J. Efeitos in vivo e in vitro de um laser Er:YAG, de um laser de díodo GaAlAs e da destartarização e alisamento radicular em superfícies radiculares periodontalmente doentes. Um estudo histológico comparativo. Lasers Surg Med 2003;32:359-66.

102. Kesler G, Romanos G, Koren R. Utilização do laser Er:YAG para melhorar a osseointegração de implantes de liga de titânio - uma comparação da cicatrização óssea. Int J Oral Maxillofac Implants 2006;21(3):375-9.

103. Azzeh et al. Treatment of gingival hyperpigmentation by Erbium doped:Aluminium, Yttrium,Garnet laser for aesthetic purposes. J Periodontol 2007

104. Beatriz MV et al. Short term clinical and immunologic effects of scaling and root planing with Er:YAG laser in chronic periodontitis". J Periodontol 2008;79:1158-61

105. Yoshino T et al. " Análise histológica a longo prazo da alteração do tecido ósseo e da cicatrização após irradiação com laser Er:YAG em comparação com a eletrocirurgia. J Periodontal 2009;80:82-92

106. Beatriz MV et al. "Avaliação do acompanhamento clínico e microbiológico após tratamento periodontal não cirúrgico com laser Erbium:YAG e raspagem e alisamento radicular. J Periodontol 2010;81:682-91

107. Galli C et al. "O efeito do tratamento com laser Er:YAG no perfil da superfície de titânio e na atividade das células osteoblásticas: um estudo invitro". J Periodontol 2011;82: 1169-77

108. Giannelli M et al. "Avaliação comparativa da eficácia fotoablativa do laser Er:YAG e do laser de díodo para o tratamento da hiperpigmentação gengival. Um ensaio clínico randomizado de boca dividida". J Periodontol 2014;85: 554-61

109. Mortiz A, Gutknecht N, Doertbudak O et al . Tratamento de bolsas periodontais com um laser de díodo. Lase Sur Med 1998;22:302-11.

110. Bach G, Neckel C, Mall C. Terapia convencional versus terapia assistida por laser da peri-implantite; um estudo comparativo de cinco anos. Implant Dent 2000;9:247-51.

111. Kreisler M, Meyer C, Stender E. Effect of diode laser irradiation on the attachment rate of periodontal ligament cells. an invitro study. J Periodontol 2001;72:1312-7.

112. Dortbudak O, Haas R et al. Fotossensibilização letal para descontaminação de superfícies de implantes no tratamento de peri-implantites. Oral Implants Res 2001;12:104-8.

113. Schwarz F, Sculean A, Berakdar M, Georg T, Becker J. Efeitos in vivo e in vitro de um laser Er:YAG, de um laser de díodo GaAlAs e da destartarização e alisamento radicular em superfícies radiculares periodontalmente doentes. Um estudo histológico comparativo. Laser Surg Med 2003;32:359-66

114. Shibli JA, Martins MC et al . Fotossensibilização Letal no tratamento microbiológico da peri-implantite induzida por ligadura; um estudo preliminar em cães. Oral Sci 2003;45:17-23.

115. Krause F, Braun A, Frentzen M. A possibilidade de detetar cálculos subgengivais por fluorescência laser in vitro. Lasers Med Sci 2003;18:32-5.

116. Borrajo JL, Varela LG, Castro GL, Rodriguez-Nunez I, Torreira MG. O laser de díodo (980 nm) como adjuvante da destartarização e alisamento radicular. Photomed Laser Surg. 2004;22(6):509-12.

117. Castro GL, Gallas M, Nunez IR, Borrajo JL, Varela LG. Avaliação histológica da utilização do laser de díodo como adjuvante do tratamento periodontal tradicional. Photomed Laser Surg. 2006;24(1):64-8

118. Kamma JJ, Vasdekis VG, Romanos GE. O efeito do tratamento com laser de díodo (980 nm) na periodontite agressiva: avaliação de parâmetros microbianos e clínicos. Photomed Laser Surg 2009;27(1):11-9.

119. Finkbeiner RL. Os resultados de 1328 bolsas periodontais tratadas com o laser de árgon: termólise selectiva de bolsas. J Clin Laser Med Surg 1995;13:273-81.

120. Henry CA, Judy M, Dyer B, Wagner M, Matthews JL. Sensibilidade das espécies Porphyromonas e Prevotella em meios líquidos ao laser de árgon. Photochem Photobiol 1995;61(4):410-3

121. Finkbeiner RL. Os resultados de 1328 bolsas periodontais tratadas com o laser de árgon; termólise selectiva de bolsas. J Clin Laser Med Surg 1995; 13: 273-81.

122. Henry CA, Dyer B, Wagner M, Judy M, Matthews JL. Phototoxicity of argon laser irradiation on biofilms of Porphyromonas and Prevotella species. J Photochem Photobiol B 1996;34:123-8.

123. Sanz JD et al." O efeito de um laser de diodo de 810 nm na dor pós-operatória e na resposta dos tecidos após a cirurgia de retalho widmann modificado: um estudo piloto em humanos". J Periodontol 2013;84:152-8

124. Rechmann P, Henning T. Ablação selectiva de cálculos subgengivais com um laser de Alexandrite de dupla frequência. Proc SPIE 1995;2394:203-10.

125. Rechmann P, Henning T. Tratamento periodontal com o laser de alexandrite de dupla frequência em cães. Proc SPIE 2000;3910:341-51.

126. Shah G. Treatment of an amalgam tattoo with a Q switched alexandrite(755nm) laser". Dermatol Surg 2002;28:1180-81

127. Frentzen M, Koort HJ, Thiensiri I. Excimer lasers in dentistry: future possibilities with advanced technology. Quintessence Int 1992:23:117-33.

128. Folwaczny M, Mehl A, Haffner C, Hickel R. Remoção de substâncias em dentes com e sem cálculo usando radiação de excimer laser XeCl de 308 nm. Uma investigação in vitro.

J Clin Periodontol 1999;26:306-12.

129. Kreisler M et al . Efeito da irradiação com laser Nd:YAG, Ho:YAG, Er:YAG, CO2 e GaAlAs nas propriedades da superfície de implantes dentários endósseos. Int J Oral Maxillofac Implants 2002;17:202-211

130. Kreisler M et al. Efeito bactericida do laser Er:YAG em superfícies de implantes dentários; um estudo in vitro. J Periodontol 2002;73:1292-8.

131. Kesler G, Romanos Guse of Er:YAG laser to improve osseointegration of titanium alloy implants-a comparison of bone healing. J Oral Maxillofac Implants 2006;21(3):375-9.

132. Schwarz F, Olivier W, Herten M, Sager M, Chaker A, Becker J. Influência da preparação do leito do implante com um laser Er:YAG na osseointegração de implantes de titânio

implantes: um estudo histomorfométrico em cães. J Oral Rehabil 2007;34(4):273-81.

133. Arnabat-Domrnguez J, Bragado-Novel M, Espana-Tost AJ, Berini-Aytes L, Gay-Escoda C. Vantagens e resultados estéticos da aplicação do laser de érbio, crómio:ítrio-escândio-gálio-garnet na segunda fase da cirurgia de implantes em pacientes com fixação gengival insuficiente: um relatório de três casos. Lasers Med Sci 2010;25(3):459-64.

134. Badran Z, Bories C, Struillou X, Saffarzadeh A, Verner C, Soueidan A. Er:YAG laser in the clinical management of severe peri-implantitis: a case report. J Oral Implantol 2011;37:212-7.

135. Kusek ER. et al Colocação imediata de implantes em locais infectados: estudos bacterianos dos efeitos hidroacústicos do laser YSGG. J Oral Implantol 2011;37:205-11.

136. Gerschman JA, Ruben J, Gebart Eaglemont J. Low level laser therapy for dentinal tooth hypersensitivity. Australian Dent J 1994;39:353-7.

137. Eckerdal A, Lehmann Bastian H. Pode a terapia laser de baixa intensidade ser utilizada no tratamento da dor facial neurológica? Um estudo duplamente cego, controlado por placebo, em doentes com nevralgia do trigémeo. Laser Ther 1996;8:247-52.

138. L.J Walsh. O estado atual da terapia laser de baixa intensidade em medicina dentária. Australian Dent J 1997;42:302-6.

139. Fujimaki Y et al. Low-level laser irradiation attenuates production of reactive oxygen species by human neutrophils. J Clin Laser Med Surg 2003;21(3):165-70.

140. Kreisler M, Christoffers AB et al. Effect of low level GaAlAs laser irradiation on the proliferation rate of human periodontal ligament fibroblast: an in vitro study. J Clin Periodontol 2003;30:353-8.

141. J. Ty Hopkins et al. Low-Level Laser Therapy Facilitates Superficial Wound Healing in Humans: A Triple-Blind, Sham-Controlled Study Journal of Athletic Training 2004;39(3):223-9 pela National Athletic Trainers" Association, Inc www.journalofathletictraining.org.

142. Claudio J et al. Estudo Clínico da Cicatrização da Gengiva após Gengivectomia e Terapia Laser de Baixo Nível; Photomedicine and Laser Surgery. 1 de outubro de 2006, 24(5): 588-94. doi:10.1089/pho.2006.24.588.

143. Milanezi J et al. "Efeito in vivo da terapia fotodinâmica na perda óssea periodontal na furca dentária". J Periodontol 2008;79:1081-8.

144. Aykol G et al. "O efeito da terapia laser de baixa intensidade como adjuvante do tratamento periodontal não cirúrgico". J Periodontol 2011;82: 481-8

145. Lalitha T et al. "Efeito da terapia a laser de baixo nível na revascularização do enxerto gengival livre usando a fluxometria doppler de ultrassom". J Ind Soc Periodontol 2014;18:403-7

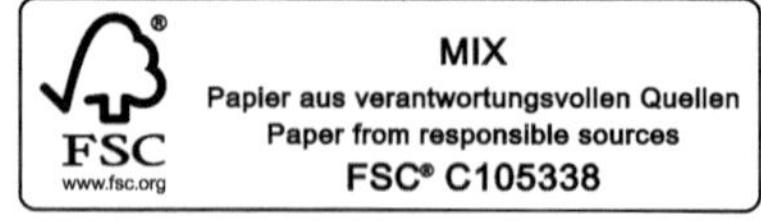

Printed by Books on Demand GmbH, Norderstedt / Germany